RRET 1981

RECHERCHES

SUR L'ORIGINE DE

L'ASILE PUBLIC D'ALIÉNÉES

DE BORDEAUX

AVEC DES PIÈCES JUSTIFICATIVES INÉDITES

PAR

le Dr V. **BIGOT**, directeur

BORDEAUX
IMPRIMERIE GÉNÉRALE D'ÉMILE CRUGY
16, rue et hôtel Saint-Siméon, 16
1872

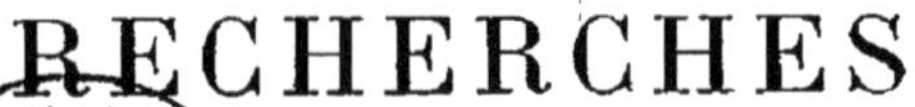

RECHERCHES

SUR L'ORIGINE DE

L'ASILE PUBLIC D'ALIÉNÉES

DE BORDEAUX

AVEC DES PIÈCES JUSTIFICATIVES INÉDITES

PAR

le Dr **V. BIGOT**, directeur

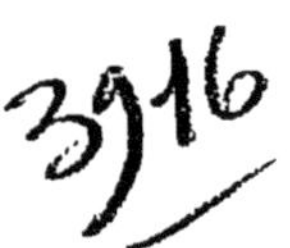

BORDEAUX
IMPRIMERIE GÉNÉRALE D'ÉMILE CRUGY
16, rue et hôtel Saint-Siméon, 16
1872

AVANT-PROPOS

Il est peut-être utile, avant d'entrer dans les développements que nécessite le sujet, d'en présenter d'abord le résumé succinct.

Il s'agit de savoir si l'Asile public des aliénées de Bordeaux appartient, terre et bâtiments, à la ville, ou s'il peut être regardé comme service public indépendant, s'appartenant à lui-même — ou au département — ou à l'État.

Depuis sa séparation des autres hospices, en 1841, la ville n'a cessé de revendiquer, quoique mollement et à de longs intervalles, la propriété de l'Asile.

L'État, de son côté, n'opposait que des fins de non-recevoir à des prétentions qui n'ont jamais été bien approfondies. Tantôt il acceptait la propriété municipale, à condition d'en laisser jouir le département; tantôt il maintenait la possession de l'Asile pour un service départemental, obligatoire, et en faisait comme une sorte d'expropriation temporaire ; ou bien, se plaçant à un autre point de vue, il émettait l'avis que l'Asile était resté la propriété des *pauvres* aliénés, pour lesquels il avait été créé spécialement. Ce dernier avis nous paraît être l'expression de la vérité, pour les motifs développés dans le cours de cette étude.

L'indécision des deux parties semble prouver que les droits de la ville et de l'État n'ont jamais été recherchés avec le désir bien arrêté de trancher définitivement la question.

D'où venait l'Asile? avec quels fonds avait-il été créé? La Commission des hospices rappelait que, depuis sa création, elle avait administré cet établissement, élevé sur un terrain, connu sous le nom d'Enclos d'Arnaud Guiraud, appartenant à la ville. Elle donnait un extrait des arrêtés préfectoraux ou municipaux et de ses nombreuses délibérations qui avaient coopéré à sa formation. Mais le point de départ, qui indique à quelle source on avait puisé, était oublié et passé sous silence.

Les archives de l'Asile ne contiennent d'ailleurs aucun document qui puisse éclairer la question ; tous ayant suivi la Commission des hospices lorsqu'elle quitta l'administration.

En 1850, M. Marquiset, directeur de l'Asile, publia un mémoire qui concluait à la propriété communale. Mais il avait en vue la répartition du grand legs Johnston, dont il réclamait une part proportionnelle pour l'Asile, hospice communal à la date du testament, en 1838. Si l'on considère le but poursuivi, les prétentions énoncées par la Commission des hospices de Bordeaux dans plusieurs rapports sur la question ne pouvaient que corroborer celles du directeur, et il ne chercha pas d'autres documents.

Depuis, aucun travail sur la matière n'a été entrepris. La propriété de l'Asile a été, pour ainsi dire, réservée à la ville; la jouissance conservée aux aliénés.

Telle était la situation respective des parties, lorsque tout récemment la ville actionna sérieusement l'État et le département pour rentrer en possession de l'Asile. On conçoit que ce fut alors par un sentiment de convenance et de devoir, plutôt que de contradiction, que nous résolûmes de rechercher l'origine des divers établissements de l'enclos d'Arnaud Guiraud, dont l'agglomération constitue l'Asile actuel.

Le point capital était d'apprendre ce qu'étaient exactement avant la Révolution tous ces établissements, à cause de l'effet considérable des lois du 23 messidor an II et du 16 vendémiaire an V sur les biens des hospices et maisons de secours.

L'examen des bâtiments qui composent l'Asile

laisse assez voir son défaut d'homogénéité. On y reconnaît un assemblage de plusieurs édifices, distincts primitivement, contenus dans le grand enclos d'Arnaud Guiraud.

— D'abord une ancienne Maison de force, qui fut bâtie et donnée vers 1769 par les jurats, et entretenue par le Trésor public.

— Une partie d'un ancien Dépôt royal de mendicité, élevé en 1768-1770 aux frais du Trésor public.

— Un Asile d'aliénés, construit par la ville en 1804-1808, à côté de l'ancien Dépôt royal, alors repris pour cette œuvre spéciale des aliénés.

— Des dépendances du Petit Séminaire, ex-Dépôt impérial de mendicité, données aux aliénés par le Conseil général, en 1821.

— D'autres bâtiments considérables, créés avec les deniers de l'Asile depuis 1841, etc.

Le premier qui fixa notre attention, et le plus important, fut l'ancienne Maison de force, qui joignit, en 1809, ses bâtiments et ses jardins à l'Hospice des aliénés élevé auprès d'elle et dans le même enclos d'Arnaud, en 1804 et 1808. Mais ce ne fut pas sans un certain étonnement que nous aperçûmes que l'ancien don, par les jurats, en 1769, de cette maison de force de l'Enclos et de ses jardins n'était pas désintéressé, mais tout à fait une restitution équivalente à la somme accordée antérieurement par le roi, en 1758, et dépensée à bâtir une première maison de force dans un autre endroit de la ville plus central, sur la plate-forme du fort du Hâ.

En effet, cette première maison de force, qui ne reçut jamais de recluses, et qui n'est autre que la caserne Saint-Raphaël, fut alors délaissée à la ville, *en échange* de la maison qu'elle faisait bâtir pour l'Intendance sur l'enclos d'Arnaud Guiraud, en 1769.

Ainsi la ville se trouverait posséder deux immeubles, dont l'un ne lui appartenait plus dès qu'elle possédait l'autre.

Mais, pour démontrer que la maison de force de la plate-forme du fort du Hâ, aujourd'hui caserne Saint-Raphaël, avait bien été bâtie avec les fonds de la province, et que le roi, en 1758, accordant 60,000 livres pour cet objet, sur l'impôt des trois sols pour livre des droits des marchandises entrantes et sortantes des ports de la Généralité de Guienne, *affectait un impôt public aux établissements publics de Bordeaux et de la Généralité,* il a fallu rechercher quel était exactement cet impôt des trois sols pour livre. Nous avons pu nous convaincre qu'édicté le 17 mai 1723, et affermé pendant six ans aux jurats de Bordeaux pour éteindre des droits vendus précédemment par le roi à des courtiers jaugeurs et à des inspecteurs de boissons et de boucherie de toute la Généralité, il fut repris, même avant l'extinction de ces droits, au compte du roi, et maintenu malgré les réclamations réitérées et collectives des jurats et des directeurs de la Chambre de commerce de Guienne. Les droits n'étaient pas encore rachetés, que 200,000 livres furent annuellement réunies, dès 1725, aux cinq grandes fermes ; le reste, 108,000 livres, était destiné aux hôpitaux de la Généralité, aux établissements publics de Bordeaux et des autres élections ; car telle est la teneur précise de l'arrêt du Conseil du 8 janvier 1725, rendu pour assurer, dans la Généralité de Bordeaux, des fonds nécessaires aux hôpitaux.

Ainsi donc, en s'en rapportant à leurs propres réclamations, les jurats n'auraient dirigé que bien peu de temps la perception de cet impôt douanier des trois sols pour livre. Ensuite, la grosse part que nous avons dite étant distraite de la masse pour le Trésor royal, le reste devenait une sorte de recette hospitalière et départementale qui n'était dépensée que par ordre du roi ou par ordonnance de l'Intendance. C'est ce qui eut lieu pour l'édification de la maison de force du fort du Hâ et pour l'entretien des filles de force dans la maison de l'Enclos, jusqu'en 1791; et plus tard, sous une autre forme, jusqu'en 1809, où les filles furent transférées dans la prison d'Eysses.

L'étude des autres parties de l'enclos Guiraud qui constituent l'Asile n'a pas présenté moins de difficultés, faute de documents rassemblés. Mais, en creusant la question, il apparaît bientôt que le petit Asile bâti en 1804 et 1808 *pour les aliénés* appartient à la ville et aux aliénés indigents, ainsi que l'ancien Dépôt royal de mendicité contigu ; comme les dépendances du Petit Séminaire, ci-devant Dépôt impérial, données en 1821 par le Conseil général, et d'autres immeubles acquis avec les deniers de l'Asile depuis la séparation de 1840, appartiennent *aux aliénés* et au département. Au reste, nous mettons à l'appui les pièces qui ont modifié d'abord et ensuite fixé notre opinion.

L'impartialité nous faisait un devoir de ne pas délaisser le rapport de la Commission des hospices sur la matière, dont les conclusions diffèrent tant des nôtres.

On se convaincra que cette divergence était obligée selon la connaissance plus ou moins complète des documents du dernier siècle qui servent de fondement à notre opinion. Nous avons donc publié ce rapport avec le nôtre, qu'il complète par les extraits d'actes administratifs que nous ne pouvions posséder, de même que notre rapport le complète aussi par la production de documents que son auteur paraît avoir ignorés.

Pour soutenir l'attention et guider le raisonnement, nous avons, dans le cours de ces recherches, attribué à l'État ce qui provenait de l'ancienne

Intendance de Guienne; au département, ce qui provenait du Conseil général; à la ville, ce qui provenait du Conseil municipal. Mais nous entendons ne parler que de la question d'origines, qui peut, en éclairant celle de propriété, ne pas suffire à la fixer. Nous laissons cette tâche à des personnes plus compétentes.

Il est certain que, sans parti pris, sans écarter ni choisir aucune pièce, par le seul fait d'avoir porté nos investigations sur des documents nouveaux, nous avons trouvé un résultat nouveau et inattendu. — Le lecteur jugera si nous nous sommes égaré en cherchant la vérité.

Avant de terminer cette sorte de préface, où nous exposons sommairement les difficultés que nous avons essayé de surmonter, nous prions M. Gouget, archiviste du département, et MM. Duval et Duvollet, ses deux aides si dévoués, d'accepter l'expression de notre reconnaissance pour leur concours incessant, qui nous a été si utile.

Février 1872.

RECHERCHES

SUR

L'ORIGINE DE L'ASILE PUBLIC D'ALIÉNÉES

DE BORDEAUX

PREMIÈRE PARTIE

EXPOSÉ DE LA QUESTION.

La ville de Bordeaux prit en 1802 l'initiative, bien rare à cette époque, de créer un hospice spécial pour les *pauvres* aliénés.

Des fonds furent votés par le Conseil municipal pour cette œuvre, qui s'étendit progressivement, sur la surface de l'Enclos d'Arnaud Guiraud, depuis la rue Gratte-Cap jusqu'au cours Saint-Jean.

Jusqu'en 1841, l'Hospice des aliénés, qui renfermait alors près de 300 aliénés des deux sexes, tant pauvres que pensionnaires, fut administré par la Commission des hospices, avec une sœur économe qui dirigeait le régime intérieur, sous les ordres d'un membre de la Commission, administrateur délégué.

Mais en 1841, en vertu de la loi nouvelle du 30 juin 1838 sur le service des aliénés, l'Asile, devenu public, fut séparé complètement des autres hospices de Bordeaux ; et un directeur, nommé par le ministre, fut chargé d'administrer l'Asile sous l'autorité du préfet du département et sous le contrôle d'une commission de surveillance. Le premier directeur nommé, M. Barroux, aujourd'hui directeur de l'Asile national de Charenton, eut mission d'opérer cette transition délicate.

En 1845, sous le régime nouvellement inauguré, les hommes aliénés furent transférés à l'Asile de Cadillac.

Depuis la séparation de l'Hospice des aliénés des autres hospices de Bordeaux, la ville n'a cessé d'en réserver la propriété ; et si l'on juge la question sur cet exposé sommaire, elle paraît pleinement fondée à reprendre son bien.

Mais la question est loin d'être aussi simple dès qu'on entre dans l'étude des principes et de la succession des faits. En effet, malgré le mérite incontestable de cette œuvre toute municipale en apparence, qui dénote de la part des administrateurs de la cité bordelaise une haute intelligence de l'assistance publique dans un temps où les aliénés n'avaient d'autre secours que les cabanons de Bicêtre ou les cachots des prisons, on arrive à reconnaître aussi que l'Administration publique y prit une grande part, si grande que les droits de la ville, qui semblaient exclusifs et évidents, ne sont plus que relatifs et discutables. Cependant la croyance générale au bien fondé de ces réclamations est si bien enracinée par l'oubli des origines, que, bien malgré nous, nous serons obligé d'étendre la discussion, et de revenir souvent sur des arguments qui nous paraissent péremptoires.

Quoi qu'il en soit, convaincu de la justice de sa demande, ou bien voulant faire cesser un état de doute et de provisoire qu'il juge regrettable, le Conseil municipal de Bordeaux, agissant au nom de la Commission des hospices, s'est décidé à revendiquer judiciairement la propriété de l'Asile.

La municipalité paraît fonder sa réclamation sur ces quatre motifs :

1° L'Asile d'aliénées existe sur un terrain connu sous le nom d'Enclos d'Arnaud Guiraud, et qui aurait depuis 1586 appartenu à la ville.

2° Les malades qui y étaient enfermés furent entretenus par la ville, lorsqu'ils en étaient originaires.

3° Les bâtiments composant l'Asile, avant la séparation des hospices, en 1840, auraient été élevés aux frais de la ville, ce qui n'eut lieu, on le verra, que pour une minime partie.

4° L'Asile a été administré par une Commission des hospices de Bordeaux jusqu'en 1840.

Écartons d'abord cet argument. La Commission des hospices ne possède pas ce qu'elle administre.

L'Asile, ayant été pendant longtemps réuni aux autres hospices de Bordeaux, devait être administré par la Commission de ces hospices, tant que, son caractère particulier n'ayant pas été reconnu par une loi spéciale, il ne s'était pas légalement séparé de l'œuvre hospitalière comme un fruit mûr tombé de l'arbre.

Lorsque la loi de 1838 institua les Asiles d'aliénés, elle ne put les créer partout et de toutes pièces. Elle dut les prendre où ils se trouvaient. En conséquence, les aliénés profitèrent des hospices spéciaux qui existaient et qui n'avaient été faits que pour eux dans certaines villes. C'est le cas de l'Asile de Bordeaux.

Dans plusieurs départements, où les Asiles n'existaient pas, on en créa. Enfin, les hôpitaux qui avaient été assez vastes pour contenir, jusqu'à la promulgation de la loi, un quartier affecté aux aliénés, conservaient ce quartier; mais l'entretien des aliénés y fut désormais à la charge du département, comme dans les Asiles complètement distincts.

Mais les prétentions de la ville sur la propriété de l'Enclos et des bâtiments qui y sont contenus sont beaucoup plus difficiles à réfuter et demandent un examen approfondi.

Il faudra établir que, bien avant la fondation de l'Asile d'aliénés communal de 1804-1808 dans une partie de l'Enclos, celui-ci avait été divisé en deux parts presque égales.

La première partie fut cédée, le 5 mai 1769, par la ville, en échange de la maison de force projetée en 1757 et qui avait été bâtie aux frais du Trésor public sur la plate-forme du fort du Hâ.

La deuxième partie, qui contenait à la même époque un hospice des pauvres à la charge de la ville et quelques déments, resta propriété communale, bien que la Généralité eût obtenu, en 1768, la permission d'y élever un Dépôt royal de mendicité aux frais du Trésor public.

En sorte que sur la première partie, touchant au cours Saint-Jean, la ville bâtit une maison de force *en remplacement* de celle de la plate-forme du fort du Hâ, qu'elle obtenait en échange, et le terrain de l'Enclos où elle bâtissait ne lui appartenait plus.

Tandis que sur la deuxième partie, touchant la rue Gratte-Cap, la Généralité créait à ses frais un Dépôt royal dont les bâtiments et le terrain demeuraient expressément la propriété des pauvres de la ville.

La conséquence de ces opérations devait être qu'aussitôt que la Généralité ou l'Intendance quitterait le Dépôt royal, le terrain et les bâtiments de ce dépôt devaient revenir à la ville; et c'est ce qui eut lieu en 1794. De même que le terrain et les bâtiments de force de l'Enclos devaient rester à l'État, dès que la maison de force fut vidée, en 1809; et c'est ce qui n'eut pas lieu. La ville reprit, pour l'adjoindre à l'Asile qui venait de s'élever auprès, ce qu'elle avait donné en échange de l'immeuble du fort du Hâ, en 1769.

Cette question de la maison de force de l'Enclos étant élucidée, c'est-à-dire la moitié de cet Enclos qui touche au cours Saint-Jean étant restituée à l'État, il conviendra de rechercher si, parmi les bâtiments qui constituent l'autre moitié touchant à la rue Gratte-Cap, il n'y en aurait pas quelqu'un que des actes ultérieurs auraient donné spécialement à l'œuvre hospitalière des aliénés. C'est pourquoi nous étudierons l'Hospice des pauvres de la ville et le Dépôt royal, non-seulement à ce point de vue, mais encore à celui de leur histoire, qui peut être intéressante.

Après l'examen de ces deux grandes parties distinctes de l'Enclos, viendra celui des annexes, qui, plus tard, s'ajoutèrent à l'Asile des aliénés de 1804-1808, avant et après sa séparation des hospices de Bordeaux.

Et l'on verra alors que les quelques déments, à peine indiqués dans l'Hospice des pauvres à la charge de la ville en 1758, ont fini par réunir autour de leur œuvre considérablement agrandie tous les établissements qui avaient pris naissance, à divers titres et à diverses époques, dans l'enclos d'Arnaud Guiraud.

C'est ainsi qu'en 1804-1808, un Asile municipal créé pour 60 aliénés entoura ces quelques loges de déments; et lui-même s'accrut successivement :

1° De l'ancien Dépôt royal de mendicité, bâti par l'Intendance de Guienne en 1770 environ, sur le terrain de l'ancien Hospice des pauvres de la ville;

2° De l'ancienne Maison de force qui lui fut adjointe en 1809, en même temps qu'on y élevait, par décret du 25 avril 1808, des appartements pour 12 pensionnaires ;

3° D'une partie de l'ex-Dépôt impérial, élevé, en vertu du même décret, à côté de l'ancien Dépôt royal, qui lui fut donnée en 1821 par le Conseil général ;

4° De huit loges qui lui furent bâties par le département en 1836;

5° En 1851, lorsque l'Asile était séparé, par la loi nouvelle, des hospices généraux de la ville, d'un terrain allongé sur sa limite sud-est où l'Administration nouvelle bâtit un pensionnat considérable pour les deux classes supérieures.

EXAMEN D'UN PLAN DE 1758, COMPARÉ AVEC L'ASILE ACTUEL.

Le sujet, comme on le voit déjà, est excessivement ardu, à cause de l'enchevêtrement de toutes ces maisons dans le même enclos, qui s'entremêlent par des cessions et des similitudes de fonctions; et l'on n'y peut rien comprendre qu'avec les plans sous les yeux.

Plusieurs plans, qui nous sont inconnus malheureusement, furent soumis en leur temps aux parties respectives, la Ville, l'Intendance ou Généralité, le Ministère; mais nous n'avons pu nous en procurer qu'un seul, de 1758, dressé par l'architecte de la ville, M. Bonfin, pour l'intendant M. de Tourny, qui l'avait demandé pour se rendre compte de la possibilité d'installer à l'enclos d'Arnaud Guiraud une maison de force provisoire. En attendant que la maison de force projetée sur la plateforme du fort du Hâ fût propre à recevoir ses pensionnaires, le sieur Bonfin donne l'état des lieux approprié à leur destination temporaire.

La comparaison de ce plan avec celui de M. Roché, ancien architecte de l'Asile, nous servira à délimiter la surface occupée par l'Asile dans l'ancien enclos d'Arnaud Guiraud, en 1844, et aujourd'hui, ayant été refait avec ses nouvelles additions par M. l'architecte Labbé.

Les documents que nous avons pu nous procurer aux archives de la Mairie et du département nous aideront à expliquer l'usage et les changements successifs des constructions.

En effet, l'examen renouvelé de la matière nous a conduit à croire que cette explication du plan de 1758, comparé à celui de 1844, était la première partie de la question à éclaircir. Nous verrons que cet enclos Guiraud que l'on suppose avoir servi tout d'un tenant, tantôt à un hospice de fous, tantôt à un dépôt royal de mendicité, tantôt à un hospice de mendiants aux frais de la ville, tantôt à une maison de force ou de répression, les a pendant longtemps contenus ensemble et vivant l'un auprès de l'autre plus ou moins séparés, plus ou moins unis, selon les temps.

L'emplacement de l'ancien enclos d'Arnaud Guiraud sur le plan de M. Bonfin, dressé en 1758, retrace assez fidèlement l'emplacement de l'Asile actuel ; mais celui-ci est plus petit.

La contenance de l'enclos était de 8,900 toises carrées, ce qui équivaut à 3 hectares 56 ares :

l'Asile ne contenait que 2^h,6884 en 1840, lors de sa séparation des hospices de Bordeaux, soit 0^h,8716 de moins que l'ancien enclos. Cette différence représente à peu près les 2,052 toises carrées retranchées de l'enclos pour servir au magnifique Dépôt de mendicité bâti sous le premier Empire, et qui fut, sous la Restauration, consacré au Petit Séminaire.

Il y a dans ces calculs quelques mètres de différence, à cause de la limite de l'enclos qui, vers les ruisseaux du sud-est, ne paraît pas bien définie sur le plan de 1758. On ne voit pas bien si l'enclos s'arrêtait au premier ou au deuxième de ces ruisseaux, qui coulent parallèlement de la rue Gratte-Cap au cours Saint-Jean. Mais, excepté cette légère différence, la comparaison du plan Bonfin, du dix-huitième siècle, avec celui de M. Roché, levé en 1844, établit que la limite nord-ouest de l'Asile actuel couperait le plan de l'ancien enclos, suivant une ligne droite qui passerait par l'angle nord de la maison de l'aumônier, le côté nord de l'infirmerie de l'ancienne maison de force, raserait, plus loin, la base de la chapelle de l'hospice des pauvres, et aboutirait à la moitié du logis du concierge de cet hospice, situé au fond de la cour, et bordant la rue Gratte-Cap.

Tout le terrain situé au-dessous de cette ligne, jusqu'au premier ou au deuxième ruisseau, comprend l'Asile moderne; tout ce qui est au-dessus en fut distrait pour élever, en 1770, une partie du Dépôt royal de mendicité, dont les bâtiments principaux sont demeurés dans la limite de l'Asile actuel, où ils servent de dortoir et d'infirmerie aux gâteuses de la 6e division; et, en 1810, le Dépôt impérial, beaucoup plus vaste, qui fut postérieurement converti en un Petit Séminaire, moins deux ailes qui furent données en 1821 à l'Asile par le département.

L'enclos de 1758, selon le plan de M. Bonfin qui fut dressé pour M. de Tourny, contenait donc ensemble 8,900 toises carrées ou 3 hectares 56 ares, c'est-à-dire à peu près 87 ares de plus qu'en 1840. L'enclos, comme aujourd'hui, était borné au nord-est par le cours Saint-Jean; au sud-ouest, par la rue Gratte-Cap; au nord-ouest, par des terrains cultivés, où se trouve le Séminaire; au sud-est, par un ruisseau qui existe encore et qui a été couvert en 1850 environ.

Trois côtés étaient bordés par une soixantaine d'échoppes dont le loyer était une recette de la ville, sans doute affectée à soutenir les institutions charitables contenues dans le centre, au milieu de vastes jardins. Ce système de bâtir des échoppes dont le revenu servait à entretenir des pauvres et quelques déments, semble une suite de l'idée du premier possesseur de l'enclos, qui lui donna son nom. En effet, la chronique dit qu'un bourgeois de Bordeaux bâtit, en 1551, vingt-quatre échoppes louées par un concierge qui soignait, avec le produit, huit aliénés enfermés dans des sortes de loges ou cages en bois situées au fond du jardin.

Vers 1586, la ville acheta ce terrain, d'un pâtissier, peut-être héritier d'Arnaud Guiraud, pour 1,200 écus, dont acte fut passé par Destival, notaire royal. La ville y voulait élever un hospice pour les pestiférés. Les chroniques d'Arnal et de Tillet donnent quelques détails sur cet hospice, qu'il est inutile de reproduire, attendu qu'ils sont connus et n'intéressent pas l'objet de cette étude.

Des deux corps de bâtiments considérables qui se trouvent dans le plan de 1758 et qui sont séparés par un grand espace médian, quel était l'hospice des pestiférés? Je l'ignore. Du reste, les hospices furent souvent vides, et la ville les mettait en location, comme les échoppes. C'est ainsi que nous avons trouvé un inventaire de 1661 qui loue à Sallebert et à sa femme l'hôpital d'Arnaud Guiraud, précédemment sous la charge d'un hospitalier nommé M. François. L'hospitalier était le commis responsable du temps. Ses appointements étaient de 150 fr. par an, plus le logement et l'entretien. — L'inventaire accusait 94 châlits en 1661. Il constate accidentellement le passage de Louis XIV à Bordeaux, lors de son mariage, parce que divers objets déclarés manquants avaient été dépensés par des soldats de la suite du roi, qui, étant tombés malades, occupèrent momentanément le vieil hospice. Quelques-uns y moururent.

Mais le plan de 1758 représente et désigne les lieux sous un aspect très-différent et qui nous intéresse beaucoup dans la question dont nous nous occupons. Il s'agissait alors de trouver des bâtiments convenables pour loger provisoirement des filles de force, en attendant qu'une maison spéciale fût bâtie pour elles sur la plate-forme du fort du Hâ, rue de Berry. M. Bonfin, d'accord avec la ville, indique le corps de logis qui touche au cours Saint-Jean, comme étant propre à cet objet. Il coordonne la disposition des appartements ; il trace le jardin destiné à la maison de force provisoire, qui s'étend vers les ruisseaux du sud-est, jusqu'à deux tours. C'était le jardin botanique de la ville.

L'enclos d'Arnaud Guiraud apparaît encore comme divisé en deux parts inégales par les bâtiments qui le coupent dans le sens de sa longueur : au nord, le Petit Enclos ; au sud, le Grand Enclos, entre lesquels une sorte de rue, partant du cours Saint-Jean et aboutissant à la chapelle de la maison des pauvres, sert de communication et forme une espèce de limite. Nous venons de voir qu'en prolongeant l'axe de cette impasse jusqu'à la rue Gratte-Cap, on a le terrain à peu près exactement occupé par l'Asile actuel. Cette impasse s'arrête aujourd'hui devant un portail immense du dix-huitième siècle, qui fut l'entrée du Dépôt royal de mendicité de 1770. Du reste, la désignation du Petit Enclos est bien indiquée par le plan qui compte 29 échoppes au nord; or, ces 29 échoppes se retrouvent exactement sur une liste des locataires des échoppes du Petit Enclos, en 1754, retrouvé aux archives départementales. La maison des pauvres, qui touchait à la rue Gratte-Cap, recevait des pauvres des deux sexes. Il n'est resté de l'hospice touchant au cours Saint-Jean, disposé alors pour une maison de force provisoire, que la maison de l'aumônier, sur le cours Saint-Jean, et la porte d'entrée de l'impasse n° 16 du plan Bonfin. Rien de l'hospice des pauvres touchant à la rue Gratte-Cap.

Tout à fait au fond, derrière le quartier des hommes de la maison des pauvres, étaient les loges des fous ou pauvres tombés en démence. D'après le plan, il devait y en avoir un fort petit nombre, chaque fou ayant sa loge, selon l'usage du temps, et le bâtiment qui leur était affecté ne pouvant en comporter plus de huit ou dix. C'est d'ailleurs le nombre que nous trouvons dans un mémoire sérieux qui fut composé au commencement du dix-neuvième siècle par un médecin de l'Asile ou quelque autre fonctionnaire. On peut supposer avec assez de vraisemblance que ces loges furent bâties à la place même des cages plus primitives d'Arnaud Guiraud.

Enfin, un parc de justice où l'on remisait les animaux errants avait trouvé place dans le Grand Enclos, derrière l'hospice des fous et des autres pauvres.

Les dispositions du plan de 1758 furent appliquées pendant une dizaine d'années, quant à la maison de force provisoire, en attendant la construction de la maison de force définitive commencée sur la plate-forme du fort du Hâ. La ville avait abandonné sur cette plate-forme qui ne lui appartenait pas, ainsi qu'on le verra, une superficie de 48 toises de largeur sur 52 de longueur, soit un hectare, dans un lieu très-fréquenté de la ville.

Elle n'offrait donc que provisoirement les vieux bâtiments désignés dans le plan Bonfin, avec le grand quadrilatère du jardin public étendu jusqu'aux deux tours, d'une superficie de 1,045 toises, ou quatre dixièmes et demi d'hectare.

Mais, plus tard, quand la maison de force, qui se terminait sur la plate-forme, fut délaissée et que la ville reprit le terrain et les bâtiments considérables qui y avaient été élevés avec les deniers de la Généralité ; alors, et c'est un fait capital, décisif, la ville céda, abandonna en échange, sur l'emplacement même de la vieille maison de force provisoire, un terrain de 3,100 toises, soit 1 hectare 24 ares à prendre sur l'enclos d'Arnaud Guiraud, savoir : 1,090 toises ou 43 ares 60 centiares en bâtiments et cours, 1,820 toises ou 72 ares 80 centiares en un grand jardin, et 200 toises ou 8 ares en un autre petit jardin par le côté, afin d'isoler cette maison et de l'éloigner des corderies que l'on était dans l'intention d'établir sur partie du dit clos.

Ces corderies furent, en effet, formées le long des ruisseaux qui constituaient la limite du sud-est.

Des 2 hectares 36 ares que comprenait l'Asile en 1840, lorsqu'il fut séparé légalement des hospices de Bordeaux, il conviendrait donc de distraire déjà 1 hectare 24 ares ; car il suffit d'un coup d'œil jeté sur les plans Bonfin et Roché pour s'assurer que les terrains de l'ancien enclos, qui furent, par délibération du 5 mai 1769, affectés spécialement et cédés à la maison de force définitivement établie sur la provisoire dans l'enclos, sont évidemment les mêmes qui, aujourd'hui, s'étendent entre cette maison, maintenant dite de l'Administration, et le pensionnat nouvellement construit en 1858 sur la limite de l'enclos.

C'est donc dans l'intervalle du cours Saint-Jean, du pensionnat neuf et du bâtiment de l'Administration actuelle, que doivent se retrouver les fractions du terrain de 3,100 toises cédé par la ville, soit 1 hectare 24 ares, avec l'assiette de la maison.

Après avoir déterminé la situation et la surface de la maison de force provisoire et de la définitive qui fut reconstruite sur le même emplacement dans l'enclos Guiraud, nous allons tracer l'historique de ces deux établissements superposés. L'examen des circonstances qui ont présidé à leur fondation, leur mode d'entretien, les modifications apportées à leur destination avant et après la révolution du dernier siècle, établiront la propriété dans son vrai jour.

HISTORIQUE DE LA MAISON DE FORCE DE LA PLATE-FORME DU FORT DU HA ET DE CELLES DE L'ENCLOS.

Vers 1720, dans une maison particulière de la rue Saint-Seurin, quelques personnes pieuses avaient, sous la protection ou l'impulsion de Mgr d'Argenson, archevêque de Bordeaux, ouvert un refuge à quelques filles repenties. Le prélat qui suivit, Mgr de Maniban, s'associa à l'œuvre; mais les ressources dont on disposait ne permettaient pas de lui donner le développement nécessaire. M. de Tourny, intendant de Guienne, frappé de l'avantage de cette institution, résolut de l'agrandir en lui donnant un caractère public, et sollicita à cet effet la bienveillance réciproque du roi et du corps de l'Hôtel de Ville de Bordeaux. En 1754, il obtint du roi l'abandon du droit que l'État avait évidemment sur la plate-forme du fort du Hâ, que la ville essayait de s'approprier, mais faiblement; et, de son côté, la ville céda pleinement, pour le même objet, cette plate-forme. Alors le roi accorda une somme de soixante mille livres sur les droits d'entrée et de sortie des marchandises des ports de la Généralité de Guienne, pour y bâtir une maison de force. Il restait à assurer l'entretien des filles de force, qui devaient être au nombre de soixante, selon les vues de l'intendant. Plusieurs années s'écoulèrent, pendant lesquelles M. de Tourny chercha de toutes parts un revenu suffisant, sans lequel le roi ne consentait pas à délivrer des lettres patentes. La mort empêcha M. de Tourny d'achever l'œuvre commencée.

En 1757, son fils lui succéda et s'attacha à remplir les intentions de son père à cet égard. A force de démarches, il finit par obtenir du roi une rente annuelle de 6,000 livres prises sur les mêmes droits de la Généralité.

Les jurats, en séance du 2 décembre 1757, consentirent alors régulièrement à l'abandon de la plate-forme du fort du Hâ; et, au mois de janvier 1758, parurent des lettres patentes royales qui réglementaient la nouvelle maison de force et accordaient officiellement la somme de 60,000 livres pour bâtir, et la rente de 6,000 livres pour l'entretien de soixante filles de force, jusqu'à ce que des donations particulières pussent suffire à cet emploi. Leur travail devait aussi suppléer à la faiblesse de ce revenu. Mais on ne put obtenir de donations particulières qui eussent quelque valeur. Aussi, le nombre des filles de force ne dépassa jamais trente avant la Révolution. Plus tard, quand l'État continuait de les entretenir, il s'éleva jusqu'à quarante-huit. C'est le chiffre officiel de 1808. Mais, depuis 1791, la maison ne renfermait plus que des condamnées.

La part considérable que prit M. de Tourny fils à cette importante solution est mise en évidence par les termes d'une lettre de Mgr d'Audibert de Lussan, archevêque, successeur de M. de Maniban, qui félicite l'intendant de son zèle et de son ardeur pour compléter l'œuvre de ses deux prédécesseurs. On sait que le fils ne fit que remplir religieusement l'intention de son père. Mais sa mort aussi, survenue deux ans après, arrêta subitement et suspendit définitivement l'installation des filles de force dans la maison de la plate-forme, presque terminée en septembre 1760, tant il avait apporté d'ardeur à l'accomplissement de ce projet. La correspondance échangée entre l'architecte Bonfin et M. de Tourny fils le témoigne.

Quoi qu'il en soit, en attendant que la maison de force nouvelle de la plate-forme fût édifiée, il fallait placer ailleurs les filles de la maison de Saint-Seurin. M. de Pichon, chanoine de cette paroisse, prêtait à l'association un immeuble insuffisant qu'il possédait dans cette rue. La maison était inhabitable, si l'on en croit la sœur André, qui menait alors la petite communauté, et l'œuvre était si pauvre que le digne chanoine eut beaucoup de peine à obtenir 200 fr. de réparation pour les longs dégâts qu'il énumère dans un mémoire adressé à M. l'Intendant.

En conséquence de la gêne où se trouvait la population de Saint-Seurin, la ville consentit donc à prêter à M. l'Intendant un des deux corps de logis qu'elle possédait dans l'enclos d'Arnaud Guiraud, jusqu'à l'achèvement de la maison de la plateforme.

Du reste, la maison privée de Saint-Seurin avait donné déjà lieu à quelques apparences d'abus. On avait, dit-on, porté la réclamation d'une recluse jusqu'à la Tournelle, à Paris. Le Parlement exigeait le droit de contrôler les entrées. Cette exigence, qui semble naturelle, était contestée sans doute à cause du caractère privé de l'institution. Mais le Parlement insistait et se plaignait fort à M. l'Intendant. On voit le double effet de ces contestations dans une lettre de M. Duvigier, procureur général, à M. de Tourny, datée de 1757, par laquelle ce magistrat demande la création d'une maison de force publique où l'on observe les règles ; il rappelle l'incident de la Tournelle ; — et surtout dans une note écrite de la main de M. de Tourny quelques mois après, sur laquelle il désigne nominativement les filles Suzanne Depasse, Sébastienne, Eudoxe, qui étaient sorties de Saint-Seurin par ordre exprès de M. le Procureur général, en 1757, et qu'il fait rentrer à la maison de force de l'Enclos par son ordre à lui, en 1758.

Les lettres patentes du roi donnèrent un caractère public à cette institution, qui fut incontestable, et trancha la question du droit de visite du Parlement en sa faveur, mais non sans certaines difficultés d'application que nous verrons plus loin.

Donc, en attendant la construction de la grande maison de force qui semblait commencer sous d'heureux auspices, la ville prêta ce corps de bâtiment de son ancien hospice de l'Enclos qui confine au cours Saint-Jean. Il n'est pas mention, dans les délibérations des jurats à ce sujet, qu'on ait déplacé quelque service à cette occasion. Le plan du sieur Bonfin, au contraire, désigne la portion des bâtiments afférente au côté de la rue Gratte-Cap, comme étant occupée par un hospice de pauvres des deux sexes et quelques déments.

Ce transfert des filles de Saint-Seurin dans la maison de force provisoire de l'Enclos ou *provisionnelle,* selon l'expression des actes administratifs de l'époque, eut lieu au commencement de 1758, c'est-à-dire immédiatement après l'obtention des lettres patentes royales octroyées pour la maison future de la plate-forme du fort du Hâ. Et il est évident que ces lettres patentes s'appliquaient également à la maison provisionnelle, puisque nous verrons les règlements de ces lettres patentes appliqués, la rente royale de 6,000 livres servie annuellement, le personnel nommé, etc.

Mais quel était le caractère attribué par les lettres patentes à la maison de force qui devait être bâtie sur le terrain de la plate-forme du fort du Hâ, cédé et abandonné par la ville pour cet usage? — Public.

En effet, la maison de force était une œuvre d'intérêt public, général, autant que de police, et la police était aussi dans les attributions de l'intendant de la province.

Cela ressort clairement des considérants des lettres patentes qui représentent l'intérêt général de séquestrer les filles de mauvaise vie qui compromettaient non-seulement la religion, mais encore la santé des sujets de Sa Majesté. La maison de force est ouverte à toutes les filles, de quelque endroit qu'elles viennent, et l'on peut se convaincre, en lisant la liste détaillée des filles de force, qu'il n'y en avait pas deux sur dix qui fussent originaires de Bordeaux. Le roi eût-il d'ailleurs accordé, sur les fonds provinciaux, 60,000 livres et une pension annuelle de 6,000 livres pour un intérêt particulier? Encore cette somme de 6,000 livres fut-elle augmentée d'une seconde subvention annuelle de 2,000, quelques années après, sur la demande de M. de Tourny, qui fut renouvelée par M. de Boutin, son successeur, en 1762. Enfin, la cession et l'abandon, termes textuels des lettres patentes, que fait la ville d'un terrain, entraîne avec soi l'abandon par la ville de l'œuvre en tant qu'œuvre communale. Autrement la Jurade aurait fait des réserves ou simplement prêté le terrain qu'elle prétendait lui appartenir sur la plate-forme. Cette propriété même allait lui être contestée, sur l'ordre de M. de Touros, directeur des fortifications de la Généralité, comme il appert d'une lettre de M. de Rochemore, gouverneur du Château-Trompette et du fort du Hâ, agissant pour son supérieur.

Ce ne fut qu'à la considération de M. de Tourny, qui avait eu tant de peine à faire aboutir cette affaire, que les réclamations du conseil des fortifications s'apaisèrent. On peut s'en assurer en lisant la lettre de M. de Tourny fils au maréchal de Bellisle, qui est demeurée aux archives. L'abandon des droits royaux sur une partie des fortifications ne fut qu'une complaisance du pouvoir.

La lettre du ministre adressée à M. de Tourny fils ne dit pas autre chose et le dit clairement. Du reste, les arguments que la ville mettait en avant pour soutenir ses droits sur le dit emplacement ne sont pas sérieux. Les voici exactement, suivant une note existant aux archives du département, intitulée *Chronique :*

« Les jurats prétendent que la terre de la plate-forme avait été nivelée sur la muraille par les citoyens du quartier ; que la ville avait fait à ses frais quelques réparations aux murs ; que le jardinier de la ville avait taillé les arbres de la plate-forme ; que la milice y faisait des patrouilles. » C'est tout. L'évidence est que M. de Tourny père avait, par son crédit, en 1754, obtenu du roi qu'une partie de cette muraille fût abandonnée à la ville, et que celle-ci en abandonna à son tour une portion pour y asseoir la maison de force projetée. Cette solution satisfaisait tout le monde et concluait à une bonne œuvre. Le fort du Hâ était devenu inutile.

La maison de force avait donc un caractère privé dans son origine, et ensuite public ; ce qui n'empêcha pas d'abord que les jurats n'obtinssent aussitôt le droit d'y faire enfermer des filles, comme l'intendant et le Parlement, mais ils furent obligés de le demander expressément.

Mais ce droit, par le fait du contrôle du procureur général qui exigeait des ordres réguliers de séquestration, fut bientôt abandonné au Parlement et à l'intendant qui en était assez jaloux, comme on le verra.

En 1758, quand la maison de force provisionnelle

s'ouvrit, elle reçut, d'après un état dressé à cette époque, huit filles par lettres de cachet, deux par arrêts du Parlement, vingt par sentences des jurats, variables de six mois à deux ans, six par ordre de M. l'Intendant. Celles-ci provenaient de Saint-Seurin. Il en était resté momentanément quelques-unes en cette maison.

Naturellement, les filles renfermées par lettres de cachet ne pouvaient sortir qu'avec l'assentiment du ministre ou du roi, comme le démontre la correspondance des administrateurs avec l'intendant et avec le ministre, comte de Saint-Florentin. Le roi se croyait si bien fondé à régir la maison de force, que le comte de Saint-Florentin réprimande plusieurs fois les administrateurs sur la facilité qu'ils accordent aux filles pour sortir de la maison avant qu'elles soient amendées, ce qui est contraire à l'esprit des lettres patentes, dit-il.

Mais bientôt le Parlement prétend non-seulement inspecter la maison de force, mais encore exige que les ordres de séquestration soient régulièrement inscrits sur les registres de la maison, et préalablement délivrés par une autorité compétente. A ce sujet, la bonne entente paraît n'avoir pas duré longtemps entre le procureur général du Parlement et l'intendant. La supérieure de la maison de force provisionnelle de l'Enclos, depuis peu sortie de Saint-Seurin, raconte, dans une lettre à l'intendant, qu'elle a refusé, le 20 mai 1758 et pour la deuxième fois, l'entrée de la maison à M. le Juge de Saint-Seurin, en grand costume, accompagné de son greffier et d'un sergent qui avait mis sa bandolière.

La lettre de la sœur André ne respire aucune crainte de blâme et laisse assez apercevoir qu'elle n'agit que par ordre de M. de Tourny. Quant à M. le procureur général Duvigier, il en écrit également à l'intendant, mais pour se plaindre d'un troisième refus et le prévenir qu'il ne peut manquer, à son grand regret, d'en informer officiellement le Parlement, qui réclame comme son droit de visiter la dite maison de force. En effet, une lettre du président Le Berthon, de septembre 1758, annonce que cette visite fut faite par le procureur général lui-même. La note de la sœur André, ainsi conçue, en rapporte le résultat à M. de Tourny :

« 1° Ces messieurs ont trouvé mauvais qu'on fît » sortir les filles sans apointement.

» 2° Ils ont aussi blâmé de ce que je recevais » sans ordre ou apointement.

» 3° Ils m'ont assuré que la Cour s'en prendrait » à moy, et qu'ainsi je devais être nantie de ces » sortes de titres.

» 4° Ils ont trouvé étrange que monseigneur de » Tourny ait fait rentrer trois de ces filles sans » avoir donné d'ordre.

» 5° Ils ont condamné le jugement de six mois.

» 6° Ils ont commencé à exiger le serment des » filles, et il paraît qu'ils continueront. Par consé- » quent, combien de parjures! Je dois me souvenir » de ce qu'il arriva à Saint-Seurin en pareil cas.

» 7° Ces messieurs ont paru disposés à revenir » souvent dans la maison pour y faire le même » office. »

Il n'est pas du tout question de la responsabilité des jurats. Cependant cette note et une lettre du président du Parlement, M. Le Berthon, constatent qu'il n'y avait aucun ordre dans l'entrée et dans la sortie. Les *apointements* n'étaient pas inscrits sur les registres, malgré la recommandation formelle de l'intendant, dont le modèle de tenue des registres existe à l'état de double aux archives départementales.

On conçoit aisément, à propos d'une œuvre naissante, dont le caractère était tout d'abord assez complexe, cette compétition entre le procureur général et l'intendant. Celui-ci, ayant beaucoup fait pour créer une maison de force, se croyait le droit d'ordonner l'entrée et la sortie, à l'exclusion du Parlement ou au moins indépendamment de lui. Le procureur général, d'autre part, appelait la maison de force *notre établissement*, et lui imposait un caractère public certain. C'est pourquoi le procureur général, lors de sa visite (au n° 4), se plaint de retrouver trois filles qu'il avait fait sortir plusieurs mois auparavant de la maison de Saint-Seurin.

Ainsi, la ville avait prêté des bâtiments anciens, à elle appartenant, pour une maison de force provisoire, où les jurats envoyaient des filles de mauvaise vie, comme le Parlement, comme l'intendant de la province, comme le ministre ; ces filles provenaient de Bordeaux, d'Agen, de Libourne, de Bazas, ainsi que l'attestent les jugements des prévôts de ces villes qui sont inscrits sur les récépissés de la sœur André, supérieure, qui recevait les filles des mains de la maréchaussée de ces départements.

C'était, d'ailleurs, l'esprit de la fondation, telle qu'elle ressort des lettres patentes. Quant à la juridiction, elle était évidemment royale, et s'exerçait concurremment par l'Intendance et par le Parlement de Guienne.

Le bureau d'administration était, conformément aux lettres patentes, composé de cinq membres : le président, vicaire général, curé de Saint-André, alors M. Boudin; deux jurats, deux citoyens. L'aumônier, l'abbé Labayle, était nommé par l'archevêque, mais sur la présentation de l'intendant, comme on peut voir dans la lettre de Mgr d'Audibert de Lussan à M. de Tourny, datée du 20 mars 1758.

Le bureau administrait donc les revenus de la

maison de force. Mais quels étaient ces revenus? La ville y paraît totalement étrangère. L'intendant et le contrôleur général des finances donnaient tout : le contrôleur, l'argent; l'intendant, les compléments pour les vivres, l'habillement, le coucher, jusqu'à la paille. Ainsi, toujours dans cette année 1758, l'intendant paie au sieur Jonquis une note de 689 fr. pour toiles, pantalons, chemises pour hommes et pour femmes. Les pantalons de toile sont au nombre de 29, ce qui permet d'affirmer que la maison de force renferma des hommes jusqu'en 1768, époque du Dépôt royal de mendicité dans l'Enclos. L'on peut s'assurer que les lettres patentes de 1757 instituaient en principe des secours pour les deux sexes.

D'autres notes de fournitures livrées à la sœur supérieure furent également acquittées sans doute par l'intendant, bien que son nom ne figure pas sur les minutes sans signature, conservées aux archives du département.

Avant de quitter cette année mémorable de 1758, il est utile de mentionner une lettre de l'aumônier, M. Labayle, qui correspondait fréquemment avec M. de Tourny.

L'aumônier informe M. l'Intendant de la difficulté que l'on a pour réduire à l'obéissance deux filles nouvellement entrées, et il conseille, à ce propos, d'élever quelques cellules auprès des deux tours situées à l'extrémité du jardin de la maison de force pour y installer quelques folles. Nous rappelons cette indication pour prouver que le terrain désigné sur le plan de 1758 était réellement bien occupé par la maison de force provisoire de l'Enclos pendant qu'on bâtissait sur la plate-forme du fort du Hâ.

D'après ce que l'on vient de lire au sujet de l'entretien des filles et des hommes renfermés dans la maison de force, il est déjà presque évident que la charge en incombait au gouvernement. En tout cas, le secours de la ville n'apparaît nulle part.

Mais un compte des recettes et des dépenses de l'année 1761, accompagné d'un mémoire explicatif, prouve surabondamment que l'État seul pourvoyait à ces besoins, et que la ville ne faisait dans cette œuvre que prêter les bâtiments.

La dépense est évaluée, pour 1761, à 9,500 liv.

La recette à :

6,000 livres accordées annuellement sur la caisse des 3 sols par livre............	6,000 liv.
L'ouvrage des sœurs et filles.............	800
La quête du jeudi-saint......................	200
Les amendes, environ.........................	500
	7,500 liv.

Soit un déficit annuel de 2,000 livres, qu'il s'agit

de combler, sans comprendre les dettes accumulées par trois années de déficit.

Le chirurgien, vu cette pénurie, était contraint à servir *pro rege.* En conséquence, le rédacteur du mémoire demande à l'intendant de nouveaux secours. Il donne le chiffre exact des dettes, qui monte à 8,598 livres. Il insiste sur l'importance de tout ce qui a été fait pour demander davantage : « Sans l'Intendance, dit-il, le déficit serait encore plus fort, mais elle a pris soin de nourrir toutes les filles avec des fèves depuis le commencement de la fondation. » C'est donc ce mémoire que M. Caila, syndic et administrateur de la maison de force, prie, au nom du Bureau de la maison, M. de Boutin, l'intendant, successeur de M. de Tourny fils, de vouloir bien obtenir du contrôleur général des finances la sanction de l'autorisation de prendre, pendant quatre années, sur la caisse des 2 sols par livre des marchandises entrantes et sortantes, la somme de 2,000 livres chaque année, pour aider spécialement la maison dans la guérison des personnes atteintes de maladies vénériennes, ainsi que l'ordonnaient les lettres patentes. M. de Tourny fils avait obtenu, en 1760, cette autorisation, comme le constate le mémoire du sieur Caila.

Cette *supplique* est, à notre point de vue, excessivement intéressante. On voit clairement que les administrateurs comptent sur l'Intendance, non-seulement pour l'autorisation des 2,000 livres, mais encore pour la dépense courante, pour les réparations à faire. On lui demande même d'autoriser et de payer le creusement d'un nouveau puits. La note du creuseur se trouve aux archives départementales.

En un mot, les 6,000 livres du roi ne suffisaient pas, ni le produit du travail des filles et des sœurs, ni la quête du jeudi-saint, ni le produit des amendes spécialement autorisées par le roi au profit de la maison de force; c'était l'Intendance qui suppléait à cette insuffisance par des dons en nature. Mais ces 6,000 livres furent toujours la recette maîtresse de la maison de force jusqu'à la Révolution. Jusqu'à cette époque elle paraît sur le budget de cette maison, affectée spécialement à l'entretien des filles de force, par ordre du roi, et délivrée sur les ordonnances de l'intendant de la province. Comme cette recette semble sortir de la caisse de la ville, tandis qu'elle était comptée directement ou indirectement, mais toujours, par ordonnance de l'intendant, à un jurat-administrateur syndic de la maison, on a fini par croire, erreur grave, qu'elle était fournie par les jurats.

Quant à la rente complémentaire de 2,000 livres, elle fut servie peut-être, mais jusqu'en 1768 tout au plus. Nous n'avons aucune indication précise. L'ordonnance royale de 1764 qui prescrivait de renfermer tous les mendiants, vagabonds, etc., eut son effet, en Guienne, dès 1768, comme nous le verrons à propos du Dépôt royal de mendicité de l'Enclos, où les malades des deux sexes, atteints de maladie vénérienne, étaient aussi traités sans sortir du Dépôt royal.

Mais celle de 6,000 livres, affectée à la maison de force, fut servie jusqu'à la Révolution, ainsi que l'attestent indubitablement un fragment de mémoire non signé, daté probablement de 1791, où l'on regrette cette importante recette ; et un autre, non signé non plus, mais de la même époque, qui correspond au temps où les maisons hospitalières et de secours perdirent leurs rentes dont on demandait l'historique et le compte. Concordance remarquable : l'un de ces fragments a été trouvé à l'Hôtel de Ville, l'autre aux archives départementales.

Un compte de 1765 porte la recette à 8,500 livres environ, la dépense à 12,000. La recette a augmenté de quelque rente provenant d'une donation d'un habitant de Libourne en faveur de l'aumônier, d'un secours d'une communauté, etc.

La dépense annuelle avait augmenté d'abord en proportion de la population ; plus tard elle diminua. Le fragment de mémoire non signé, mais authentique, puisqu'il existe aux archives du département, indique que cette population, qui aurait été de 60 en un temps, était tombée à 25 dans les derniers temps voisins de l'époque du mémoire. Nous n'avons pas trouvé d'état ni d'indication précise de cette population de 60 filles de force; et l'on peut admettre conséquemment que le rédacteur de ce fragment avait en vue le chiffre officiel des 60 filles que permettaient d'enfermer les lettres patentes royales. C'est, du reste, cette diminution de la population de la maison de force qui lui permit de subsister. Autrement, ce déficit constant entre les recettes et les dépenses serait arrivé à une banqueroute. Les correspondances du sieur Caila et du sieur Barreyre, membres du bureau, signalent cette gêne.

Il est donc permis d'affirmer que les frais d'entretien des filles de mauvaise vie de la maison de force provisoire furent, dès le commencement, et jusqu'en 1791, payés sur les fonds publics.

Leur nourriture était si mauvaise que beaucoup de ces malheureuses en souffraient. Elles ne buvaient que de l'eau, et le sieur Caila constate que celle que donnait le puits existant était pourrie par le filtrage des lieux voisins.

Les frais d'installation furent encore à la charge de l'Intendance, tant pour les réparations à faire à la maison de Saint-Seurin que l'on quittait, que pour la vieille maison que l'on prenait temporairement à l'Enclos, en 1758. Les bâtiments y étaient en si mauvais état qu'il eût fallu tout refaire. M. Bonfin, architecte de la ville, qui était chargé par l'intendant d'édifier la maison définitive de la plate-forme, fut aussi chargé, par le même fonctionnaire, de dresser le plan de l'Enclos contenant, comme nous l'avons dit, la maison de force provisoire et la maison des pauvres. On récrépit les vieux murs, dépourvus de fenêtres, tels qu'ils étaient deux siècles auparavant ; on bâtit une maison neuve pour l'aumônier sur le cours Saint-Jean. Elle existe encore, seul vestige de la maison de force provisionnelle. Entre cette maison et le corps principal de logis on disposa un corps-de-garde pour deux soldats.

Ces soldats continuèrent d'y monter la garde, comme le prouve la correspondance des fonctionnaires de la maison de force. Cette faction militaire et permanente attribue encore à l'établissement un caractère public. Cependant l'auteur du mémoire (1841) de la Commission des hospices croit qu'en 1791 seulement, la maison de force, étant devenue maison de correction, fut gardée désormais par deux soldats. Mais ce rapport contient de plus graves erreurs qu'expliquent le changement de régime, la dispersion des archives et la longueur du temps, qui perd dans l'ombre la véritable origine de cet établissement.

Les échoppes environnantes furent séparées par

un mur ou annexées : leur loyer, d'ailleurs, ne rapportait presque rien, étant louées généralement par de misérables artisans qui ne payaient point.

Tous ces frais furent soldés probablement par l'intendant, comme les autres. En effet, une note qui détaille les frais de la translation de Saint-Seurin à l'Enclos est écrite de la même main que la note du sieur Jonquis, qui paraît avoir été un factotum de l'Intendance. On y voit figurer les dépenses faites à la maison de Saint-Seurin pour les réparations sollicitées par le chanoine M. de Pichon, et réduites par la sœur André, supérieure des deux maisons. Cette note est sans date, mais elle indique suffisamment son époque par la réunion des dépenses propres à ces deux maisons. Elle se trouve au carton C des archives départementales.

De ces explications il résulterait, aucune pièce de frais payés par la ville n'ayant été trouvée, que la dépense en fut exclusivement supportée par la Généralité, comme l'entretien des personnes. En effet, le mémoire du sieur Caila, syndic du bureau, adressé à M. de Boutin, successeur de M. de Tourny fils, rappelle que des réparations, changements et augmentations jugés nécessaires à cause du mauvais et insuffisant état des logements de l'Enclos furent agréés par feu M. de Tourny, qui promit d'en faire payer le montant par la ville, et qu'il avait depuis donné un mandat sur le trésorier de la ville, de la somme de 4,300 livres. Et nous lisons dans l'inventaire des délibérations des jurats le sommaire suivant :

« 1760, 4 janvier. Délibération, visée de M. de » Boutin, intendant, *portant que, sans tirer à con-* » *séquence* et par charité pour la maison de force, » il sera expédié en faveur du sieur Barreyre un » mandement de la somme de 4,311 livres pour » l'acquit des avances faites par ledit sieur Bar- » reyre, administrateur de ladite maison, et em- » ployées à des réparations de la maison de force » provisionnelle. »

Ainsi la ville n'avait rien payé pour cette œuvre d'intérêt public. C'était l'Intendance qui payait, ou bien un des membres du bureau de la maison de force avançait les fonds ; et lorsqu'il s'agissait de rembourser les frais de réparation d'une propriété alors évidemment communale, la ville se désintéressait complètement, ou bien l'intendant était obligé lui-même de viser l'ordonnancement du paiement des fonds avancés par un administrateur de la maison de force, et la ville n'y consentait que par charité et sans tirer à conséquence *pour l'avenir*.

Est-il possible de prouver plus clairement que la ville de Bordeaux entendait bien prêter un terrain pour la maison de force, mais rien de plus, et surtout ne pas entretenir l'institution? — Et plus tard, quand, au lieu de prêter, elle donne le terrain contre échange d'une plus-value, elle continue de se désintéresser d'une œuvre qui était en effet publique et d'un intérêt général.

Cependant l'état de vétusté de la maison de force provisionnelle ne faisait que s'accroître. En 1765, les murs, la toiture menaçaient ruine. Il fallait aviser, selon la délibération du bureau annexée aux pièces justificatives.

D'un autre côté, la nouvelle maison de force de la plate-forme avait été si fort agrandie par le sieur Bonfin, qui augmentait les frais et les bâtiments, qu'en septembre 1760, les travaux, sur le point d'être finis, furent suspendus après y avoir dépensé les 60,000 livres du roi, plus, dit une délibération du bureau, une somme de 40,000 livres prise sur les revenus de la ville. (?)

A ce moment, les deux promoteurs de l'idée de la maison de force n'étaient plus. M. de Tourny fils venait de mourir à Paris, et son projet, si laborieusement poursuivi, allait être abandonné.

Les charpentes, les toitures étaient posées, comme on peut voir par la correspondance de l'architecte avec l'intendant de Tourny; mais il restait toujours, pour réaliser le plan agrandi, une aile à terminer sur la plate-forme.

Les choses étaient en cet état, quand les administrateurs de la maison provisionnelle de l'Enclos signalèrent, dans une séance du 2 décembre 1765, le dépérissement de la santé des habitants de leur vieille maison et la ruine imminente de ses murs. Ils demandèrent qu'on la reconstruisît sur place. Ils soumettaient, avec leur délibération, un plan du même architecte Bonfin à l'Hôtel de Ville et au contrôleur général, à l'effet de solliciter de son zèle et de son amour pour le bien public les secours nécessaires à l'exécution. Ils priaient également l'archevêque, l'intendant, le corps de ville, de joindre auprès du ministre leurs représentations à celles du bureau, pour obtenir un nouveau don de 60,000 livres du roi pour le même objet, la fondation d'une maison de force dans l'Enclos.

Il n'est autrement question de la maison de la plate-forme dans cette délibération que pour dire qu'elle *a été bâtie par l'Intendance aux frais du roi et sans aucune participation de la ville.* Cette pièce importante est certifiée et signée : Séjourné.

Dans un mémoire sans date, mais apparemment de 1765, le bureau fait mention de la nouvelle maison de la plate-forme, mais c'est pour prétendre que toutes ces belles constructions ne sont pas aptes à faire des infirmeries, et pour conclure à l'espoir que M. le Contrôleur général voudra bien autoriser la ville à faire cession du terrain nécessaire dans l'enclos d'Arnaud Guiraud pour y construire une nouvelle maison à la place de l'ancienne, et à y employer la somme de 59,500 livres, qui sera prise sur la caisse des deux sols pour livre.

On voit que le nouveau devis de l'architecte s'élevait encore à 60,000 livres, et que, renouvelant la demande de la même somme que pour la maison de la plate-forme, le bureau et la ville sollicitent un nouveau don de 60,000 livres.

La Jurade, dans sa délibération du 28 février 1767, adopta cette proposition de céder un terrain sur l'emplacement de la vieille maison de force, pour cet usage, mais en priant le roi : 1° de donner à la ville, non-seulement le terrain de la plate-forme, mais encore les bâtiments qui y sont édifiés ; 2° d'accorder au bureau de la maison de force un secours de 60,000 livres sur la caisse des deux sols pour livre. Un sol avait été ôté.

Nous reproduisons ces trois délibérations pour bien prouver que l'échange qui se fit entre la maison neuve de la plate-forme et la maison provisionnelle de l'Enclos fut sollicité ardemment par la ville comme une bonne affaire, et non subi comme un sacrifice. Nous prouvons aussi que l'installation définitive de la maison de force dans l'Enclos ne fut pas la conséquence subite d'un incendie qui aurait brûlé une partie de la maison de la plate-forme, comme l'avance hardiment l'auteur du mémoire pour la Commission des hospices : en effet, l'époque de cet incendie aurait été en 1766, et les délibérations qui sollicitent l'échange sont de 1765.

L'incendie invoqué aurait eu lieu dans les bâtiments contigus à la maison de force de la plate-forme, qui ne reçut jamais de filles de force, pour les motifs que nous voyons à chaque page des documents cités.

Pendant ce temps, le bureau des Enfants trouvés sollicitait aussi du roi la cession de la plate-forme. Bien loin de trouver ses bâtiments impropres à son usage, il déclare qu'on y trouverait le logement de 500 enfants : il avait été bâti pour 60 filles. Ce bureau, en désaccord avec celui de la maison de force, vante la suffisance de la maison de force provisionnelle et sa belle situation auprès d'un ruisseau, la grandeur de ses jardins, la modicité de la dépense, environ 15 à 20,000 livres, pour en faire une bonne habitation.

Cette pétition fut prise en grande considération par le ministre. Mais l'intendant, M. de Fargès, ne l'appuya pas. Et cela se conçoit, si l'on vient à réfléchir sur la multiplicité des exigences de la ville, qui laissait à la charge de la Généralité le soin de ses hôpitaux, et réclamait encore des bâtiments neufs élevés sans sa participation.

En effet, non-seulement la ville, ayant reçu 60,000 livres pour une maison de force à bâtir sur un terrain qui ne lui appartenait probablement pas, n'avait point terminé cette œuvre avec ses ressources, mais encore elle reprenait terrain et construction en échange d'un terrain de moindre valeur situé hors ville, sur lequel elle proposait au roi de bâtir une maison beaucoup plus petite, selon le devis de l'architecte, et encore aux frais de l'État, pour 60,000 livres. — Mais ce n'est pas tout. Lorsqu'en 1757 M. de Tourny fils obtenait du roi des lettres patentes pour la maison de force, une somme de 60,000 livres et une rente de 6,000, et, plus tard, une somme annuelle complémentaire de 2,000 livres, ce même intendant, si zélé pour le bien public, consentait à recevoir une égale somme de 60,000 livres de juifs avignonnais pour payer leur droit de commerce à Bordeaux ; et cette somme était spécialement affectée par lui à bâtir pour les enfants trouvés un hospice contigu à la maison de force de la plate-forme. La somme fut payée par annuités, et certainement jusqu'à 50,000 livres, probablement entière. Mais il n'en fut dépensé que 20,000 livres pour l'hospice nouveau des Enfants trouvés. Le reste fut versé à la caisse de la ville.

M. de Fargès, intendant, successeur de M. de Boutin, donna à ces deux demandes un avis défavorable. C'est pourquoi nous trouvons en 1769, datée du 5 mai, une délibération des jurats qui reproduit son offre de céder une surface dans l'enclos d'Arnaud Guiraud, suffisante pour y bâtir et installer la nouvelle maison de force sur l'ancienne, mais à ses frais, cette fois, jusqu'à concurrence de la somme de 60,000 livres reçues pour la maison de la plate-forme. Voici l'extrait de cette délibération :

« 1769, 5 mai. MM. les Jurats, Conseillers de ville » et Notables étant assemblés, il a été délibéré de » *donner, en échange des bâtiments* ci-devant des- » tinés à l'établissement d'une maison de force au » lieu de la Plate-Forme, un terrain suffisant situé » dans l'enclos d'Arnaud Guiraud dont la valeur, » jointe avec les dépenses à faire pour les bâtiments » soit de 60,000 livres. En conséquence, pour avoir » plus d'argent à employer à la construction des bâ- » timents, l'emplacement cédé par la ville n'a été » évalué que 12,000 livres, et il a été décidé que la » ville donnerait les 48,000 livres restantes à fur et » à mesure des progrès de la construction des dits » bâtiments. »

Le 5 juin même année 1769, d'après l'extrait d'une délibération de ce jour, « MM. les Jurats se sont » rendus à la maison de force pour poser la pre- » mière pierre du bâtiment qui doit être fait, et il » a été délibéré qu'il sera placé au-dessus de la » principale porte d'entrée de cette maison, et en » dehors, une pierre en marbre sur laquelle sera » gravée cette époque et les noms de MM. les Jurats » lors en charge. »

Cette inscription se trouve maintenant sur la porte d'entrée de la chapelle de la maison.

Nous n'avons trouvé aucun renseignement aux

archives de la ville ou du département sur la conduite des travaux de ce nouveau bâtiment, qui subsiste encore, et qui a servi, depuis sa fondation jusqu'en 1809, à la répression de filles de mauvaise vie et de condamnées.

Nous n'avons trouvé non plus aucun compte qui prouve que cette maison, bâtie sur l'ancienne de l'Enclos, et en échange de celle de la plate-forme, fut payée des deniers de la ville. Et l'on conçoit que, si la caisse des trois sols pour livre avait une seconde fois versé 60,000 livres dans la caisse du receveur de la ville, Guy Chollet, *ce ne serait plus alors ou la caserne Saint-Raphaël, ou la maison de force de l'Enclos qui appartiendrait à l'État, mais toutes les deux.*

Comment fut administrée cette maison de force définitive avant l'époque révolutionnaire? Par un bureau et par les jurats, ainsi qu'il est prouvé par la délibération suivante :

« 1776, 18 décembre. Délibération de MM. les
» Jurats, par laquelle ils consentent que la demoi-
» selle Rose Luga fasse bâtir à ses frais, à gauche
» de la porte d'entrée de la maison de force, deux
» loges de six pieds et demi de long sur six pieds de
» large, pour y faire transférer deux de ses sœurs
» tombées en démence depuis longtemps, que les
» religieuses de la Magdeleine ne veulent plus gar-
» der dans leur couvent. »

Mais l'administration n'emporte aucunement ici la question de propriété. Mlle Luga bâtit deux loges à ses frais. Si elle avait désiré bâtir aux frais de la ville, celle-ci se fût encore adressée à la Généralité, comme elle avait l'habitude de le faire.

La question de propriété serait-elle résolue davantage par la teneur de l'inscription placée sur la porte de la chapelle ou par la pose de la première pierre par les jurats ?

L'inscription dit textuellement :

« Du règne de Louis XV le Bien-aimé.

» Fondation de MM. le Maire, Lieutenant de maire » et Jurats, gouverneurs de Bordeaux. Étant en » charge : MM. Louis vicomte de Noé, maire ; Jo- » seph de Ségur, comte de Cabanac, lieutenant de » maire ; André-Bernard Duhamel, citoyen, Jean » François de Pontac, écuyer, Laurent Lalanne, » avocat, Jean Rulleau, citoyen, jurats. — Arnaud » Pynel, Arnaud Tronchère, procureurs-syndics ; » François Chavaille, écuyer, secrétaire de la ville. »

Le mot de *fondation* n'implique rien autre chose que la participation de la ville à l'œuvre de la maison de force, participation qui se montre par la donation d'un terrain qui appartenait précédemment à la ville et d'une somme de 48,000 livres, équivalant ensemble à la somme déboursée par l'intendant ou le roi.

Le caractère de l'œuvre est le même à la maison

de force projetée sur la plate-forme et à la maison de force d'Arnaud Guiraud, donnée en échange de la première. C'est toujours une maison de force instituée par des lettres patentes pour la répression des filles de mauvaise vie de tous pays que l'on trouvera dans la Généralité de Bordeaux. La cession du terrain et du nouveau bâtiment à la Généralité est consacrée non-seulement par la première cession faite sur la plate-forme, mais plus encore, si c'est possible, par le troc de deux emplacements où l'avantage de la ville est énorme.

Il demeure donc acquis qu'avant la Révolution l'entretien des récluses n'était pas à la charge de la ville. La rente de 6,000 livres suffisait, ajoutée au produit du travail des filles et des sœurs. La ville voulait bien participer à l'œuvre en donnant un terrain, mais elle n'entendait pas faire plus.

Cependant, pour compléter cette démonstration, et au risque de nous répéter, rappelons l'importante délibération du 2 novembre 1757, qui pose les conditions de l'existence de la maison de force projetée de la plate-forme, conditions qui se reportent évidemment à la nouvelle, bâtie en 1769 sur l'emplacement de la maison provisoire de l'Enclos :

« ... Sa Majesté sera suppliée de vouloir bien » permettre que les deniers de cette construction

» soient fournis du produit des trois sols pour livre
» des marchandises entrantes et sortantes par les
» ports de la Généralité, et que, pareillement, il
» sera pris sur le dit fonds de trois sols pour livre
» une somme annuelle qu'il plaira à Sa Majesté de
» fixer, laquelle sera payée sur les ordonnances de
» M. l'Intendant, et qui, jointe au produit des ou-
» vrages qui pourront se faire dans la maison en
» question, et à partie des amendes de la police
» qu'il sera permis aux jurats de prononcer au
» profit de la dite maison, pourra fournir à la dé-
» pense et nourriture des filles renfermées et des
» personnes qui veilleront à leur conduite, à l'en-
» tretien des infirmeries et aux frais des chirur-
» giens, etc. »

Enfin, remarque très-importante, dans le procès-verbal reproduit *in extenso* aux pièces justificatives, les jurats distinguent nettement les édifices municipaux aux frais de la ville, et les édifices publics que le roi avait accoutumé d'élever aux frais de la caisse des trois sols pour livre.

L'arrêt du conseil royal vise cette indication.

La quotité des amendes qui furent instituées le 20 décembre 1759, au sujet des vins de la Sénéchaussée, portait, aussi, article 28 :

« Toutes les contraventions et amendes qui
» seront prononcées dans les cas de contraventions
» au présent règlement, seront appliquées moitié

» aux dénonciateurs, moitié à la maison de force. »

Nous avons vu précédemment, lorsqu'il s'agissait du budget de la maison provisionnelle pour les années 1761 et 1765, que toute la recette provenait de ces trois sources, et que le bureau de la maison obtint de M. de Tourny fils un supplément de 2,000 livres par année.

PÉRIODE DE 1791 A 1809.

Alors, un décret rendit les filles de la Maison de force à la liberté ; et la maison devint une prison pour des femmes condamnées à la réclusion.

Les documents de cette période que nous avons pu consulter aux archives de l'Hôtel de Ville sont si peu nombreux, que si les lois et décrets de l'époque sur les institutions charitables, maisons de secours, de répression, n'étaient réunis dans des collections imprimées, nous eussions été fort embarrassé pour donner une esquisse même de la situation de la Maison de force depuis 1791 jusqu'à 1802. — En nous appuyant de ces décrets et de quelques fragments de pièces, nous allons essayer de reconstituer cette époque.

Pendant les cinq premières années de la Révolution, la direction intérieure ne cessa d'être confiée, comme depuis l'origine de la maison, à une sœur supérieure qui était, pour ainsi dire, l'économe chargé de rendre des comptes au bureau dont un membre était nommé l'administrateur ou syndic.

La dernière directrice de ce temps, et qui reprit ses fonctions au commencement du dix-neuvième siècle, fut une religieuse, Mme Duhart, qui réunit sous sa direction, en 1802, les deux services des filles de force et des aliénés de l'Enclos. Cette femme intelligente sut alors abandonner les vieux errements à l'égard des aliénés, et instituer, dès que Pinel les eut enseignés, les principes d'une nouvelle méthode plus humaine et plus rationnelle. La thèse du Dr Azam (Montpellier, 1815) est fort intéressante à consulter sur la situation des aliénés, et de l'Asile de Bordeaux particulièrement, à cette époque.

Mme Duhart et ses sœurs, au nombre de six, consentirent à continuer leur dévouement aux malheureuses filles de force pendant la Révolution, plus courageuses que les sœurs d'autres hospices, qui ne purent se résoudre à subir les changements du temps, malgré le désir formel de leurs bureaux.

Un des derniers actes de Mme Duhart comme sœur directrice de la Maison de force, en l'an IV, fut l'envoi d'une lettre adressée au citoyen président du bureau central pour réclamer avec instance des secours qu'on avait tant de peine à distribuer en quantité à peu près suffisante :

« Bordeaux, 14 prairial an IV de la République.

» ... Si l'Administration municipale désire con-
» naître l'état de la maison en y envoyant des
» commissaires, elle se convaincra que depuis
» quelque temps il n'a été délivré aucune somme à
» l'administrateur, et que nous devons considéra-
» blement à divers fournisseurs, etc..... »

La correspondance de la Commission des hospices avec l'Administration centrale du département, dont nous donnons un spécimen aux pièces justificatives, démontre également la vive sollicitude des administrateurs. Mais l'effet des décrets rendus alors sur le régime hospitalier était devenu désastreux à cause des difficultés financières et exceptionnelles qui paralysaient tous les services publics.

On sait que le décret de l'année 1791, 10 septembre, supprima les indemnités ou rentes des établissements publics. Celles fondées sur les droits d'entrée, qui intéressaient spécialement la maison de force, cessèrent à partir du 1er janvier 1791. — Cependant la maison continuait à subsister aux dépens de l'État qui, s'étant imposé l'obligation de pourvoir aux besoins des indigents précédemment à la charge de leurs communes, devait, *à fortiori*, continuer d'entretenir les filles condamnées qui, logées dans un local quelconque, n'étaient pas originaires de cette commune, mais provenaient de plusieurs. — En conséquence de cette centralisation des biens hospitaliers et autres affectés à l'entretien des hospices et des maisons de répression, l'État répartit les secours destinés à cet objet, par la voie des receveurs municipaux, sous l'autorité supérieure des directoires départementaux. C'est ainsi qu'il faut interpréter évidemment le document suivant :

« ... Compte des six premiers mois de l'an IV » de la République, que rend le citoyen Verdalle, » administrateur de l'hospice de répression, à l'Ad» ministration départementale de la Gironde, des » recettes et dépenses faites par lui pendant les six » premiers mois pour la nourriture et l'entretien » des personnes détenues dans le dit hospice de » répression :

» Recettes : 1° Fonds provenant de la portion » attribuée au dit hospice dans l'ensemble des » sommes que la commune a fait fournir par le ci» toyen Laurendo, son trésorier, pour le service du » dit hospice » (Il faut se souvenir que l'on payait en assignats.), « savoir : 180,000 livres reçues par » quinzaine ; 2° fonds provenant du travail en fila» ture et tricot que les femmes détenues font jour» nellement, 41,041 liv. 6 ; — fonds provenant des » revenus de l'hospice, six mois de loyer d'une mai» son de l'hospice, 100 livres. Total des recettes des » six mois, 221,141 liv. 6.

» DÉPENSES : 204,211 liv. 06. — La farine ne figure que pour 80,000 livres ; les fèves et haricots » pour 43,776 livres ; la viande, pour 7,199 liv. 14. » — On y voit figurer les citoyennes Duhart et les » six sœurs ci-devant religieuses, pour 4,500 livres ; les deux soldats qui gardent, pour 50 livres.

» Le compte adressé à l'Administration départementale est renvoyé à la municipalité du second » arrondissement du canton de Bordeaux, pour vérifier et donner son avis.

» Délibéré à Bordeaux par l'Administration départementale, ouï le commissaire de la dite Administration, le 12 prairial an IV. Signé CHALOY. »

Ce compte est remarquable à plus d'un titre. Il établit nettement la position de la Maison de force devenue maison de répression départementale par application du décret du 4 vendémiaire an II, et qui est placée par l'article 9 et les suivants du titre 3 de ce décret sous la haute direction des administrations départementales.

Aux termes du décret, les directoires de département nommaient un directeur spécial de ces maisons, directeur responsable et payé. — Ce fut le sieur Verdalle qui remplaça la sœur directrice, Mme Duhart. — Il y avait une commission de surveillance composée de trois membres : le premier provenant de l'administration supérieure du lieu ; le second de la municipalité ; le troisième du comité de secours du canton. — Les détenues pouvaient adresser leurs réclamations au directoire du département, qui se faisait rendre compte dans les vingt-quatre heures par la commission de surveillance. — La maison de répression pouvait servir (art. 18) aux tribunaux de police correctionnelle pour y placer des condamnés à la réclusion. C'était ce qui avait lieu, les filles de force ayant été rendues à la liberté au commencement de la Révolution.

Cependant, on pourrait induire à tort de ce que les recettes, en l'an IV, étaient versées par le trésorier de la commune de Bordeaux, que la maison de force était communale. Nous avons déjà dit que le Trésor public avait remplacé les biens et rentes des hospices et maisons de force, etc., supprimés à son profit, et qu'il entretenait ces institutions en répartissant par *portions* les secours nécessaires.

L'argument des recettes, en apparence municipales, a d'autant moins de valeur que, de l'an II à l'an V, tous les hospices, etc., étaient nationaux. Donc, en l'an IV, la maison de force eût été nationale comme les autres établissements, et le canal par lequel elle recevait ses recettes ou répartitions de secours ne changeait rien à leur source nationale. C'est pourquoi nous voyons encore que les comptes sont adressés à l'autorité départementale. Mais cette répartition des fonds accordés par le comité des secours aux municipalités éprouvait de telles difficultés que les établissements auxquels étaient destinés ces fonds ne les recevaient qu'après des retards préjudiciables. Les plaintes des commissions d'hospices se renouvelaient sans cesse à cet égard. Aussi, la Commission de Bordeaux demanda-t-elle que les détenues de la maison de force fussent entretenues directement par le ministère de la justice, comme le prouve la délibération du 22 ventôse an VI. — Mais ce bureau se trompe en attribuant aux ci-devant jurats la rente de 6,000 livres prises sur la caisse des trois sols pour livre. L'entretien par l'État fut accordé, et il continua jusqu'en 1809, époque de l'évacuation de la maison de force.

En somme, à cette époque, en l'an IV, la population de l'*hospice* de répression était de quarante femmes, six anciennes sœurs, deux soldats de garde, un directeur; un comité de surveillance composé d'un directoire départemental, de la municipalité, du comité de secours du canton de Bordeaux. Les comptes étaient adressés au directoire départemental par le directeur nommé, selon le décret de l'an II sur les maisons de répression, par le directoire du dit département. La maison de répression pouvait servir de prison correctionnelle, on n'y détenait que des femmes ; et l'entretien des détenus avait lieu aux frais du Trésor public.

La période écoulée, nous l'avons dit, nous a fourni peu de documents. Nous laissons, bien malgré nous, subsister toutes ces lacunes, qui ne peuvent d'ailleurs influencer le caractère national de la maison de force, comme nous le verrons bientôt.

Le 4 pluviôse an X (24 janvier 1802), une délibération de la Commission des hospices confia la surveillance des aliénés de l'Enclos aux sœurs de Nevers qui dirigeaient déjà la maison de force. La maison de force alors contenait quarante-deux détenues ; l'hospice d'Arnaud Guiraud, trente-sept aliénés, en y comprenant vingt-quatre déments qui venaient d'y être transférés de la Manufacture.

Cette délibération fut approuvée par arrêté du préfet du 22 pluviôse, sous la réserve qu'il serait tenu une comptabilité distincte pour chaque établissement, parce que, dit l'arrêté, la dépense de l'hospice des aliénés est une dépense communale à la charge de la ville de Bordeaux, tandis que celle de la maison de force ou de correction est *supportée par le Trésor public.*

Telle était la situation de la Maison de force, conséquence de sa destination, de son origine, de son mode d'entretien, lorsqu'en 1809 les détenues de la maison furent transférées à la maison de réclusion d'Eysses, près d'Agen, pour permettre de réunir en un seul local l'hospice des aliénés et la maison de force, et de les consacrer au seul service des aliénés.

Ainsi donc, lorsqu'en 1809 la Maison de force fut adjointe à l'Hospice des aliénés, pour servir aux aliénés, les détenues étaient entretenues aux frais du Trésor public, comme en 1760, comme en 1795. La maison était une maison de correction, par conséquent affectée à un service public. — Elle existait sur un terrain cédé, abandonné par la ville en échange d'un autre beaucoup plus cher, et les constructions qui la composaient avaient été bâties par remploi de la somme donnée par le Trésor public, spécialement pour créer une maison de correction.

Mais quelle est la valeur de l'acte qui adjoignit la Maison de force à l'Hospice des aliénés? — Nous avons cherché en vain des considérants qui puissent nous éclairer complètement. Le décret du 25 avril 1808, point de départ de cette adjonction, avait affecté 1,200,000 fr., valeur présumée de la démolition et de l'emplacement du Château-Trompette, à la construction de plusieurs édifices d'intérêt public. — L'Asile fut compris dans cette répartition de fonds publics. L'article 13 dit : « *Hospice des aliénés.* — Il sera construit à l'hospice » des aliénés de Bordeaux un bâtiment séparé, » propre à recevoir dix ou douze malades payants. »

Une note ou minute de lettre, écrite au ministre de l'intérieur par le préfet de Bordeaux, sans date, mais qui est peu éloignée de cette époque, demande des explications sur les divers articles du décret. — Arrivé à l'article 13, le préfet continue :

« Une somme de 40,000 fr. est accordée pour la » construction de ces bâtiments. La Maison de force » étant contigüe à l'Hospice des aliénés pourra être » utilisée pour recevoir des malades payants, lors- » que les individus qui y sont renfermés auront été » transférés à l'abbaye d'Eysses, dans le départe- » ment de Lot-et-Garonne.

» J'attends d'être informé de l'entier achèvement » de cette maison pour y faire traduire les femmes » condamnées. Je rendrai compte ensuite à Votre » Excellence des travaux et des dépenses qui de- » vront être faits à la Maison de force pour la dis- » poser à recevoir le nombre de malades payants » prescrit par le décret. »

Il n'y aurait donc eu de décret que pour donner une somme du Trésor public, afin d'améliorer le sort des aliénés pensionnaires. L'adjonction aurait été simplement le fait d'un arrêté préfectoral : circonstance qui ne changeait en rien la propriété de la Maison de force, et en modifiait seulement l'affectation.

DÉPOT DE MENDICITÉ.

L'étude du Dépôt royal de mendicité est beau-moins importante, comme résultat, que celle de la Maison de force. La surface de ce Dépôt royal, qui fait aujourd'hui partie de l'Asile des aliénées, est peu considérable : le fonds, par une réserve draconienne de la ville, lorsqu'elle permit à l'intendant d'y bâtir un Dépôt royal de mendicité, revient indubitablement à la ville, ainsi que les bâtiments qui y furent élevés par suite d'une délibération des jurats, du 16 mai 1768. La jouissance peut donc être seulement revendiquée pour les aliénés, mais justement.

Cependant nous avons pensé qu'il ne serait pas sans intérêt de suivre les transformations de l'hospice des pauvres de la ville, devenu Dépôt royal et définitivement partie intégrante de l'Asile départemental d'aliénés.

Nous avons vu que le plan de l'architecte Bonfin, de 1758, désigne toute la partie ouest de l'enclos Guiraud, comme servant d'hôpital pour les pauvres des deux sexes, à la charge de la ville, et qu'il y a, en arrière de la partie affectée aux pauvres du sexe masculin, un emplacement fort restreint pour contenir quelques loges d'aliénés.

Le jardin de cet hospice des pauvres était bordé,

à l'ouest, par le laboratoire ou ouvroir des pauvres qui formait comme une aile de l'hospice ; au nord, par une série d'échoppes : l'intervalle était composé de jardins. La cuisine des pauvres était commune pour le service des deux sexes. La chapelle de l'établissement était le premier bâtiment qui se présentait en entrant. Enfin, les jardins gagnaient jusqu'au cours Saint-Jean, au nord de la maison de force. C'était ce qu'on nommait le Petit Enclos, pour le distinguer des jardins et maisons de l'hospice de force qui occupaient une plus grande superficie. En arrière de l'hospice des pauvres était un jardin affecté à ses habitants, et derrière ce jardin un espace vide, appelé parc de justice, où l'on remisait les animaux errants.

Pour se rendre un compte exact des proportions de l'ancien Enclos et de l'Asile actuel, il est nécessaire de partager le plan de l'ancien Enclos en deux parts égales, au moyen d'une ligne qui coupe dans leur milieu la limite des ruisseaux du sud-est et la limite du nord-est, comprise entre la maison de l'aumônier, sur le cours Saint-Jean, et la maison du concierge, adossée à la rue Gratte-Cap ; et puis, ensuite, de faire la même opération sur le plan de 1844, c'est-à-dire de mener la même ligne coupant dans leur milieu les limites nord et sud de l'Asile actuel. Ces deux lignes étant superposées, si l'un des deux plans est transparent, il est facile de le faire glisser jusqu'à mettre à la même hauteur la maison de l'aumônier, du plan de 1758, avec la maison du plan de 1844 qui la représente, seul vestige commun des deux époques.

Alors on peut se rendre un compte suffisamment exact de la position des anciens et des nouveaux bâtiments, non-seulement de la maison de force qui fut bâtie presque absolument sur le lieu de l'ancienne, mais aussi des bâtiments de l'époque actuelle, qui ont remplacé moins fidèlement le vieil hospice des pauvres de la ville.

La chapelle ancienne de l'hospice des pauvres était située à la place qui est aujourd'hui occupée par le réfectoire des déments tranquilles et la laverie générale, indiquée sur le plan de 1844 comme une salle de bains de la 6e division.

L'hospice lui-même suivait vers la rue Gratte-Cap.

C'est dans cet hospice que la ville soignait les mendiants infirmes des deux sexes, de gré ou de force quelquefois, comme le témoigne l'extrait suivant d'une délibération des jurats du 1er avril 1758; c'est-à-dire lorsque la maison de force provisionnelle fonctionnait déjà depuis trois mois dans la partie antérieure du même enclos Guiraud : « ... Or-
» dre à tous les mendiants valides ou invalides de
» l'un et l'autre sexe, qui ne sont pas natifs de Bor-
» deaux et banlieue d'icelle, d'en sortir sous trois
» jours, à peine d'être enfermés pour un certain

» temps, au pain et à l'eau, dans un lieu à ce destiné
» dans l'enceinte de l'hôpital d'Arnaud Guiraud, où
» on les emploiera à des travaux plus ou moins pé-
» nibles suivant leur force ; et que ceux qui, après
» s'être retirés ou bien après avoir été renfermés,
» auront la hardiesse de reparaître encore en ville
» et d'y mendier, seront arrêtés et punis corporelle-
» ment..... »

Cette ordonnance des jurats démontre que la maison de force et l'hospice n'avaient pas la même destination. Quant à cette question d'éteindre la mendicité, elle fut abordée par le pouvoir royal peu de temps après ; ce n'était pas la première fois.

Au mois d'août 1764, une déclaration du roi, et le 21 octobre 1767, un arrêt du Conseil décidèrent qu'un Dépôt royal serait institué dans chaque département ou subdélégation de la Généralité ; et, le 16 mai 1768, le corps de l'Hôtel de Ville délibéra que le petit enclos d'Arnaud Guiraud et une partie notable du grand enclos, c'est-à-dire l'hospice et les jardins qui sont situés au nord et au sud de cet hospice, seraient prêtés pour cette œuvre au roi, mais qu'on laisserait aux mendiants du Dépôt royal et aux pauvres et déments à la charge de la ville la jouissance en commun de la chapelle, de la cuisine et des bâtiments qui sont entre ces deux corps de logis. La perte de location de quatorze loges placées en bordure de la partie du grand enclos cédé, et qui étaient censées rapporter 1,700 livres, devait être indemnisée par le roi ou l'intendant.

Nous avons vu dans un mémoire du bureau de la maison de force provisionnelle, daté de la même année, que ces échoppes étaient mal louées à des locataires insolvables. — Cependant, en échange de cette rente de 1,700 livres demandée à l'Intendance, la concession proposée par la ville était peu lourde. En effet, la ville prêtait à l'Intendance les terrains et les bâtiments du vieil hospice des pauvres et lui permettait d'y construire, à la condition que le terrain resterait *propriété des pauvres,* ainsi que les bâtiments construits par l'Intendance, dès que l'œuvre à laquelle ils étaient affectés viendrait à cesser; ce qui eut lieu en 1794. Tel est l'objet de la délibération des jurats du 16 mai 1768.

Quoi qu'il en soit, pour exécuter l'édit royal, et du consentement des jurats, l'aile du couchant, où étaient le laboratoire et le logement du concierge, fut cédée avec la moitié du corps principal, c'est-à-dire le côté avoisinant les loges des fous. Cela ressort des textes des délibérations dont nous donnerons plus loin la copie complète, bien que les plans mentionnés dans ces délibératious des jurats ne nous aient pas été communiqués.

Les bâtiments de l'hospice des pauvres devaient être en aussi mauvais état que la maison de force provisionnelle. L'intendant résolut de les renouveler, et, dans le cours de la même année, une adjudication eut lieu pour 38,000 livres, afin d'élever de nouveaux logements pour les mendiants des deux sexes, de toute provenance, qui devaient être entretenus aux frais du roi ou de l'Intendance de la Généralité. Le sieur Miral fut l'entrepreneur adjudicataire. Les comptes furent payés sur le rapport du sieur de Saint-André, inspecteur des ponts et chaussées de la Généralité, et avec les fonds publics : ce qui est prouvé par l'autorisation spéciale du contrôleur général.

Mais ces logements ne suffirent pas. Il fallut, pour recevoir la nouvelle population, envahir le reste de l'aile qui avait été réservé aux mendiants de la ville.

Une délibération des jurats, du 22 mars 1771, envoyée au contrôleur général des finances le 13 avril de la même année, consentit à céder ce restant de l'aile gauche, même la cuisine. La chapelle seule devait rester commune aux habitués des deux hospices.

La ville demandait, en échange du prêt nouveau qu'elle proposait, le maintien de la rente de 1,700 livres, prix de la location des quatorze loges primitivement abandonnées, ensuite la construction, en arrière du nouveau bâtiment élevé pour le Dépôt royal, d'une cuisine, d'un logis pour concierge, et de deux chambres, une pour chaque sexe, de pauvres, dont le tout remplacerait son vieil hospice qu'elle laissait au Dépôt royal.

Ainsi, en 1771, le Dépôt royal fonctionnait déjà : la ville lui avait cédé tout son vieil hospice des pauvres, plus les jardins en face, plus, dit la délibération du 22 mars 1771, tout le reste du grand Enclos, c'est-à-dire les jardins qui étaient en arrière et à gauche de l'hospice, et qu'entouraient de mauvaises échoppes ; en un mot, l'emplacement du Petit Séminaire actuel, ou le petit Enclos, plus une grande partie du grand Enclos, c'est-à-dire les jardins situés au sud de l'hospice, moyennant les conditions énoncées précédemment.

En 1771, les services économiques des deux Dépôts, l'un royal, l'autre communal, existant côte à côte, qui, pendant quelque temps, s'étaient faits au moyens des mêmes fournisseurs, étaient déjà séparés.

Quant à l'entrée des mendiants et autres dans le Dépôt royal, elle avait lieu seulement par jugement prévôtal. L'inspection en était confiée à un délégué, secrétaire de l'intendant sous la royauté, et sous la République, un membre du directoire départemental lui-même le visitait tous les mois. Les inspections sont inscrites sur les registres d'écrou conservés aux archives départementales.

Mais, après avoir résumé dans ce peu de mots le

changement, sinon de propriété, au moins de régime, nous pensons que rien ne peut donner une idée plus exacte de cette séparation et des habitudes hospitalières du temps que la lecture de la délibération des jurats du 22 mars 1771, et la lettre d'envoi de cette délibération au contrôleur général du 13 avril suivant :

Copie de la lettre écrite à M. le Contrôleur général par le corps de ville de Bordeaux.

Du 13 avril 1771.

Monseigneur,

La ville possède depuis très longtemps un enclos considérable connu sous le nom d'Hôpital d'Arnaud Guiraud. Les bâtimens qui en dépendent sont destinés à loger et entretenir des pauvres infirmes de l'un et de l'autre sexe, et à renfermer des personnes tombées en démence.

Une partie assez considérable des logemens dépendans du grand enclos de cet hôpital n'étant point occupée par des pauvres à la charge de la ville, elle l'avoit mise en ferme et elle en retiroit un revenu annuel de 1,700 livres.

En 1768, M. de Fargès, lors intendant de cette Généralité, demanda à la ville une partie considérable de ce grand enclos, dont il se proposoit de mettre une grande partie des bâtimens qui le composent dans l'état convenable pour servir de dépôt aux pauvres mendians qui devoient être renfermés, en exécution de la déclaration du roi du mois d'août 1764 et de l'arrêt du conseil du 21 octobre 1767.

La ville, toujours attentive à remplir autant qu'il peut être en elle les vues du gouvernement, déféra avec empressement à la demande de M. de Fargès, d'employer ses bons offices pour obtenir de Sa Majesté une indemnité convenable et relative à la diminution de ses revenus, ainsi qu'il résulte de la délibération du 16 may 1768, dont nous prenons la liberté de vous envoyer, Monseigneur, une copie.

Le service des deux établissemens a été fait jusques à présent dans le grand enclos, et il n'est résulté de cette espèce de consorce aucune sorte d'inconvénient, tandis que les fournisseurs de ces deux établissemens ont été les mêmes; pendant tout ce temps-là, la cuisine, les magasins, la chapelle et tous les autres bâtiments de l'aile gauche du grand Dépôt sont demeurés communs aux deux établissemens; mais à peine M. Esmangart, aujourd'hui intendant, a-t-il jugé à propos de confier la fourniture du dépôt des pauvres mendians à des personnes autres que les fournisseurs établis par la ville à la subsistance des pauvres à sa charge et des personnes tombées en démence, que les inconvéniens de ce consorce ont commencé à se faire sentir.

Pour remédier à ces inconvéniens, M. l'Intendant a demandé à la ville la cession du reste du grand enclos de notre hôpital d'Arnaud Guiraud, sous les offres de remplacer à la ville les bâtiments dont elle sera privée par cette cession.

La matière mise en délibération dans une assemblée de

notables, il a été nommé des commissaires pour faire l'examen et le rapport des moyens de déférer à la demande de M. l'Intendant. Sur le rapport des commissaires, il a été délibéré, dans une seconde assemblée, de faire la cession de l'aile gauche du grand dépôt, demandée par M. l'Intendant, aux conditions portées par la délibération dont nous avons l'honneur de vous envoyer, Monseigneur, une copie, ainsi que du plan général de l'hôpital d'Arnaud Guiraud et des bâtimens que nous demandons que M. l'Intendant élève sur notre terrain voisin du grand Enclos, en remplacement de ceux dont nous sommes privés.

Nous avons communiqué le tout à M. l'Intendant, qui nous a donné avis de l'intention où il étoit de mettre cette affaire sous vos yeux, afin de vous mettre à portée, Monseigneur, de juger de la justice de nos demandes.

Nous nous flattons, Monseigneur, que vous louerez notre empressement et notre zèle pour le service du roi; que vous approuverez notre demande en remplacement des bâtimens indispensables au service des pauvres à la charge de la ville, et au renfermement des personnes de la ville tombées en démence, et que vous serez pénétré de la justice de notre demande en indemnité de la somme de 1,700 livres de revenu annuel dont la ville se trouve privée depuis 1768, époque de la cession faite à M. Fargès pour l'établissement des pauvres mendians.

Vous savez aussi bien que nous, Monseigneur, que la ville ne peut éprouver aucune diminution de ses revenus, sans qu'elle sente vivement ces pertes. Les dépenses immenses dont elle se trouve chargée par des arrêts du

Conseil, sans qu'il soit possible d'en diminuer la masse, doivent nous rendre fort attentifs à conserver, dans toute leur intégrité, les ressources qu'elle a pour fournir à ses besoins indispensables. — Nous sommes, etc.

Voici la délibération :

Extrait des registres de l'hôtel commun de la ville et cité de Bordeaux et de la délibération des notables.

Du vendredi 22 mars 1771, de relevée.

Sont entrés dans la chambre du Conseil, MM. le comte de Ségur de Cabanac, lieutenant de maire; Duhamel, Buhan, Lartigue, de Pontac, Rulleau, jurats; Tranchère, procureur sindic, et Chavaille, secrétaire de la ville.

MM. Duhamel, Buhan et Lartigue, jurats; MM. de Bourran et Pery, conseillers de ville, et M. de Lamothe aîné, avocat, notable, commissaires nommés par la délibération du 15 du courant pour tacher de concilier le service qui se fait dans l'hôpital d'Arnaud Guiraud, tant des pauvres mendians à la charge du roy, renfermés en exécution de l'édit du   août 1764, que des pauvres malades et personnes en démence à la charge de la ville, et pour aviser aux moyens de déférer à une demande faite à MM. les Jurats par M. Esmangart, intendant en Guyenne, suivant sa lettre du 14 courant, sans néanmoins donner atteinte au bien du service des pauvres malades et des personnes en démence à la charge de la ville; MM. les Commissaires ont rapporté sur le bureau un plan figuratif tant des lieux actuels, que des changemens qu'ils ont cru nécessaire d'y faire, et, à la vue du dit plan tiré par le sieur Bonfin, architecte de la ville, ils ont fait observer à l'assemblée :

1o Que, quoique, en exécution de la délibération du 16 may 1768, la ville n'eût cédé à M. de Fargès, lors intendant en Guyenne, que les deux ailes qui sont au levant et au midi de la grande cour du Dépôt, pour le renfermement des pauvres mendians à la charge du roy, sous les réserves portées par la dite délibération, et qu'en conséquence, la ville se fût réservé la libre propriété et jouissance de l'aile gauche de la dite cour, du côté du levant, sauf de la chapelle et de la cuisine qui étoient demeurées communes, néanmoins il est arrivé que la ville s'est trouvée successivement privée de fait des bâtimens qui composent la dite aile gauche, dans laquelle il a été pratiqué un logement pour l'aumônier, marqué sur le plan du no 5; une soute ou magasin pour les légumes, marquée sur le plan du no 6; une dépense ou magasin pour le pain ou la boisson des pauvres du Dépôt, marqué au plan du no 7; un logement pour le concierge, marqué no 8; un laboratoire ou manufacture de couvertes de coton, marqué du no 10; et un logement pour le facteur, marqué no 11; un laboratoire pour les femmes qui font de l'étoupe; en sorte qu'il ne restoit plus rien dans l'aile gauche au service de la ville que la cuisine marquée no 9 et la chapelle marquée no 4, dont l'usage étoit demeuré commun aux deux hôpitaux;

2o Que les préposés au renfermement des pauvres à la charge du roy ne s'étoient point bornés à priver ainsi les préposés au service des pauvres malades et des personnes en démence à la charge de la ville, de tout usage des bâtimens qui composent l'aile gauche de la dite grande cour de l'hôpital d'Arnaud Guiraud, qu'ils s'étoient même emparés d'une partie de la cour extérieure au derrière de la dite aile gauche, marquée sur le plan du n° 21, et qu'ils avoient porté les prétentions jusqu'à refuser, ainsi qu'il résulte du verbal de Mercier, huissier, du 3 décembre 1770, de recevoir, dans l'intérieur de la dite cour, les bestiaux trouvés en dommage dans les juridictions de la ville, quoique cette cour eût été de tout temps destinée à servir de parc de justice, mais même qu'ils s'opposoient à ce qu'on introduisît par la dite cour, dans celle des loges des fous, les choses nécessaires à leur usage, quoiqu'il n'y ait point d'autre passage que la cuisine pour y parvenir.

Sur quoi il a été délibéré : 1° Que, pour prévenir les inconvéniens inévitables qui résultent chaque jour de l'état actuel des choses, la ville délaissera à M. Esmangart, pour le service du Dépôt des pauvres à la charge du roy, l'entière aile gauche de la grande cour de l'hôpital d'Arnaud Guiraud, servant actuellement de Dépôt des pauvres, sauf de l'usage de la chapelle; le dit délaissement ainsi fait en la même forme et sous les réserves portées par sa délibération du 16 may 1768;

2° Que, par préalable et avant d'effectuer le dit délaissement, M. l'Intendant fera faire, aux frais du roy, au derrière de la chapelle, une porte charretière servant d'entrée dans la cour extérieure, marquée au plan nos 21 et 22, pour le service des pauvres malades et des personnes en démence à la charge de la ville; le portail de bois de chêne bien ferré;

3° Que mon dit sieur intendant fera bâtir aux frais du roy, dans la cour *extérieure et joignant la cour des loges des personnes en démence du côté du levant*, en premier lieu, une chambre un peu vaste pour le concierge de l'hôpital à la charge de la ville; en second lieu, un magasin pour les vivres nécessaires au dit hôpital; en troisième lieu, une cuisine; en quatrième lieu, deux chambres, l'une pour loger les hommes, l'autre pour loger les femmes pauvres et malades que la ville a accoutumé d'entretenir dans son hôpital d'Arnaud Guiraud; cinquièmement, enfin un parc de justice. Le tout suivant et conformément au plan qui en a été dressé par le sieur Bonfin, architecte de la ville, qui sera joint à la présente délibération;

4° Que toutes les portes et fenêtres ouvertes sur la cour extérieure, marquée au plan des nos 22 et 22, seront murées pour prévenir toute communication entre les deux établissemens et toute occasion de dispute entre les préposés respectifs;

5° Que la chapelle continuera d'être commune, si mieux M. l'Intendant n'aime en faire construire une dans la cour extérieure dont il vient d'être parlé, dans laquelle, au dit cas, MM. les Jurats feront transporter les vases sacrés, les ornemens et toutes les choses nécessaires au service de la ville, qui appartiennent à la ville, suivant l'état ou inventaire qui a été fait des dits effets;

6° Qu'en cas que M. l'Intendant préfère de laisser en commun l'usage de la chapelle, la porte d'icelle, qui a été ouverte dans la cour extérieure, marquée no 22, subsistera pour l'usage des personnes qui composeront l'hôpital d'Arnaud Guiraud ou qui seront attachées au service du dit hôpital, et qu'à ces fins il plaira à M. l'Intendant faire déterminer, d'une manière invariable, l'heure à laquelle l'aumônier du Dépôt dira la messe dans la dite chapelle, afin que les pauvres à la charge de la ville, de même que leurs préposés au dit hôpital, puissent y assister ;

7° Enfin, que M. l'Intendant sera prié d'employer ses bons offices pour procurer à la ville l'indemnité de 1,700 fr. de revenu annuel que produisoient quatorze échoppes dont l'usage a été abandonné par la ville pour l'établissement du Dépôt, suivant sa délibération du 16 may 1768, aux conditions portées par icelle, auxquelles la ville n'entend derroger en aucune manière........ »

Cette délibération fixe l'époque de la construction de l'ouvroir ou promenoir actuel des tranquilles, séparé du quartier des déments tranquilles par une ruelle très-étroite, oblique. L'ouvroir est un vaste vaisseau qui possédait, au commencement du siècle, la cuisine de l'Asile restreint des aliénés de ce temps. Il fut le bâtiment construit pour contenir la cuisine, les deux chambres destinées aux pauvres des deux sexes à la charge de la ville ; et comme le dit la délibération, il prenait naissance à la cour des loges des fous. La petite cour existe encore. Les loges adossées à la place Gratte-Cap ont été démolies. Elles servirent, dans les vingt dernières années, de porcherie. Mais la façade de ce petit hospice communal de 1771 fut changée pour se raccorder à tout un système de loges bâties en 1804. Plus tard, en 1844, le directeur Barroux y fit d'autres changements avantageux, tels qu'un dortoir, etc.

Nous n'avons pas trouvé trace des devis et travaux de construction de ce nouveau bâtiment, spécialement destiné aux mendiants de la ville. Mais son aspect et sa position exacte au lieu indiqué par la délibération ne permettent pas de douter qu'il fût élevé à cette époque et qu'il fût destiné à l'usage indiqué plus haut. Le portail demandé par la délibération, qui devait faire communiquer le petit hospice avec la cour (maintenant cour des platanes) située entre la maison de force et lui, en passant derrière la chapelle, le dit portail existe encore aujourd'hui ; mais la porte de chêne a été remplacée par une grille en fer, mobile.

La position de l'ouvroir actuel ou grand promenoir des tranquilles, ayant à une extrémité la petite cour des anciennes loges, à l'autre extrémité une petite cour de service et le portail ouvert derrière la chapelle démolie, ne paraît donc pas discutable. Et si nous n'avons aucune pièce qui établisse avec certitude que l'Intendance en fût l'auteur, cette opinion est cependant presque irrécusable d'après la délibération du 22 mars 1771. En effet, nous trouvons une deuxième adjudication montant à 7,500 livres environ pour le logement de l'aumônier du Dépôt royal et pour l'aménagement des bâtiments cédés par la ville. Il est alors évident que puisque l'Intendant acceptait et réparait les bâtiments délaissés par la ville, il devait remplir les engagements du contrat.

Ainsi donc, le Dépôt royal aurait eu pour limite sud-est la petite ruelle oblique située entre la nouvelle maison des pauvres de la ville et le corps de logis neuf du Dépôt royal, que figurerait une ligne passant par le chevet de la chapelle du Dépôt de 1758. Le plan de 1844 donne le nom de Cour des gâteuses à cette espèce de couloir. On s'aperçoit bien vite, en le traversant, que les deux maisons qui le bordent n'avaient pas de fenêtres primitivement, et que celles qui existent ont été faites après coup.

Nous avons fixé la date de la construction et l'emploi du grand promenoir ou ouvroir des tranquilles, originairement Hospice des pauvres de la ville, bâti par l'Intendance. Il nous reste à fixer la position des bâtiments du Dépôt royal élevé par le sieur Miral, adjudicataire pour 38,000 livres d'abord, et pour 7,500 deux ans plus tard.

La délibération des jurats de 1771 implique que le Dépôt royal était proche du Dépôt de la ville et lui était parallèle. —En superposant les deux plans de 1758 et de 1844, on voit que le Dépôt royal, bâti à quelques mètres en arrière de l'ancien hospice de la ville, est aujourd'hui le dortoir, l'infirmerie, la laverie, les anciens bains de la 6e division. L'aile qui borde la rue Gratte-Cap, au fond de la cour, est du même temps. A l'entrée de cette cour, un portail monumental donnait accès au Dépôt royal. Il subsiste encore au fond de la ruelle ou impasse dont nous avons ailleurs parlé, qui, aujourd'hui, sépare le Petit Séminaire et l'Asile, comme autrefois le petit Enclos et la Maison de force. Il suffit d'un coup-d'œil jeté sur la position de ce portail accolé au Petit Séminaire actuel, qui semble faire pendant à l'aile opposée qui se compose seulement des bâtiments du Dépôt royal que nous venons de décrire, pour comprendre qu'aujourd'hui l'Asile ne possède que la moitié de gauche de ce Dépôt royal. Un véritable monument comme le portail annonçait un établissement considérable, et, dans tous les cas, il devait être situé à peu près au milieu de la façade, tandis qu'aujourd'hui il paraît isolé et sans raison d'être. Mais tout s'explique lorsqu'on sait que le Dépôt impérial de mendicité, bâti en 1811, fut naturellement placé sur le Dépôt royal de mendicité dont il utilisa les parties nouvellement construites en 1768.

Ce vaste terrain du grand Enclos, nous l'avons vu, fut cédé ou prêté, contre échange d'une rente et d'autres avantages que nous ne pouvons spécifier, à la Généralité de Guienne, qui y fit élever le Dépôt royal de mendicité dont nous avons tracé les limites et la situation vis-à-vis de l'hospice des pauvres laissés à la charge de la ville. Il n'est même pas certain que la Généralité ne prit pas à sa charge tous les pauvres indistinctement.

Nous voyons par les registres d'écrou, dont le premier, de 1768 à 1775, ne se retrouve pas aux archives, que les mendiants des deux sexes étaient séquestrés par jugement prévôtal ou par l'Intendance; que l'inspection était faite mensuellement par le secrétaire de l'intendant, et, sous la Révolution, par l'administrateur du département lui-même.

Les registres finissent à l'année 1793. La moyenne des présences était de 110.

Le Dépôt paraît avoir été vide depuis ce temps jusqu'au premier Empire, à une époque qu'il importe peu de déterminer exactement, 1811 ou 1812.

Les comptes de l'Enclos, de 1795 et au delà, ne signalent plus que la Maison de répression, dont le directeur était le sieur Verdalle, et l'hospice d'Arnaud Guiraud pour les fous, dont la population était fort restreinte comme nous le verrons.

Il n'est plus fait aucune mention du Dépôt de mendicité. Mais le décret impérial du 25 avril 1808 alloue 800,000 fr. pour en élever un nouveau beaucoup plus considérable auprès de l'ancien et le compléter. C'est le Petit Séminaire tel qu'il est aujourd'hui. Il fut bâti sur le petit enclos d'Arnaud Guiraud, cédé ou délaissé par la ville de Bordeaux à l'intendant M. Fargès, et nous avons vu qu'il coupa en deux l'ancien Dépôt royal, dont il respecta le portail. Mais il occupa une bien plus grande surface, puisqu'il couvrit et au delà tout le petit Enclos situé au nord de l'ancien hospice et de la maison de force.

Le Dépôt impérial fut donc le troisième Dépôt de mendicité élevé dans l'enclos d'Arnaud Guiraud et presque à la même place.

En 1815, les pauvres furent provisoirement évacués sur l'Asile des aliénés, sur l'hôpital de la Manufacture, etc.

Enfin, comme il a été dit plus haut, le Conseil général, dans sa séance du 20 août 1821, donna tout le Dépôt impérial à perpétuité au Petit Séminaire, qui errait, depuis 1790, de la caserne Saint-Raphaël aux Capucins, à la caserne de Notre-Dame, et finalement était allé jusqu'à Bazas. Mais la décision exceptait deux ailes et deux cours placées derrière et au sud du Dépôt, qui devaient être affectées spécialement au service des aliénés. Cette décision fut approuvée par ordonnance royale de 1823, qui répète exactement que les deux ailes et les deux cours situées en arrière du Petit Séminaire, et confinant à l'Asile des aliénés, seront données à cet hospice pour le service des aliénés.

Mais en jetant un coup d'œil sur le plan du Dépôt impérial de mendicité devenu Petit Séminaire, on voit que l'une des cours et des ailes cédées à l'Asile rentraient dans le Petit Séminaire et devaient gêner les deux services.

L'autorité diocésaine réclama la rétrocession de cette aile et de cette cour qui servaient de buanderie à l'ancien Dépôt impérial. Il y avait encore dans la dite cour le puits qui est tracé sur le plan Bonfin de 1758 dans le petit Enclos.

La cession se fit, par le ministère de Me Mathieu, notaire, en 1824, moyennant 25,000 fr. que l'archevêque, Mgr d'Aviau, s'engageait à payer en trois années. Ce qui fut fait.

Mais qu'en résulta-t-il? — Que la Commission des hospices vendit pour 25,000 fr., en 1824, une cour et un corps de bâtiment de l'ex-Dépôt impérial, qui avaient été donnés en 1821 par le Conseil général, à la charge d'y établir des loges d'aliénés, aux termes mêmes de l'ordonnance royale de 1823. — Nous voyons, en outre, dans le dossier volumineux de cette affaire, qui demanda pour aboutir l'intervention directe de S. A. R. Madame, que la somme qui devait être dépensée à bâtir des loges ne suivit pas tout d'abord cette destination pour un motif ou pour un autre. Le besoin d'argent des hospices est mentionné dans la correspondance de la Commission administrative avec le préfet, M. de Breteuil. Mais plus tard, vers 1826, les 20 cellules des pen-

nnaires adossées au cours Saint-Jean furent éle-
es pour une somme équivalente.

La possession par le département de l'ex-Dépôt
périal, bâti sur partie et en dehors de l'ancien
pôt royal, est évidente, et, par conséquent, l'ha-
eté du département à donner les deux ailes et les
ıx cours de l'ex-Dépôt impérial aux aliénés. Il
ait oiseux de rappeler ici l'achat fait par l'ad-
nistration départementale de l'ancien Dépôt et
l'Enclos nécessaire pour réaliser l'œuvre pro-
ée par le décret du 25 avril 1808. Il y eut ce-
ndant contestation peu d'années après, comme
constate une importante dépêche ministérielle
18 mai 1823, signée de Corbière, qui consacre
propriété départementale de l'ex-Dépôt impérial
mendicité, et qui concède entièrement au Conseil
néral le droit de donner et de diviser cette pro-
été.

En somme, la sixième division de l'Asile actuel,
exceptant l'aile de droite qui fait suite à la
nde aile du Petit Séminaire, était l'ancien Dépôt
ral de mendicité, bâti par l'Intendance de
ienne sur l'ancien hospice des mendiants de la
le et dans le petit enclos d'Arnaud Guiraud, tous
ux prêtés par la ville contre certains avantages,
a condition, pour l'Intendance, d'élever, en ar-
re de l'ancien hospice de la ville, un bâtiment
ffisant pour loger un concierge, pour placer une

cuisine, et pour contenir deux chambres propres à l'habitation de quelques pauvres des deux sexes entretenus par la ville.

Ce bâtiment fut construit sur une ligne à peu près droite en arrière du Dépôt royal, et l'on ouvrit un portail pour faciliter le service de ce petit hospice particulier, derrière la chapelle qui fut bientôt abattue, de même qu'on éleva le grand portail monumental qui subsiste également pour l'entrée du Dépôt royal, au fond de l'impasse déjà citée.

La chapelle du vieux hospice des pauvres de 1758 était entre les deux portails, dont l'un à son chevet, et l'autre à sa base. Le bâtiment intermédiaire à ces deux passages, qui remplace aujourd'hui la petite chapelle, forme la tête de l'aile gauche du Dépôt royal. Il servait naguère de bains, et maintenant de réfectoire à la 6e division et de laverie générale.

Les loges des fous ont été démolies, il y a plusieurs années. Elles touchaient à la rue Gratte-Cap.

Le bâtiment élevé par l'Intendance pour les pauvres de la ville a été restauré en 1804, puis en 1844, sous la direction de M. Barroux. L'époque de sa construction, qui fut réclamée par les jurats en 1771, ne nous est pas connue exactement. Il sert de promenoir et d'ouvroir aux malades semi-tranquilles de la 5e division.

Quant au corps de bâtiment plus considérable

qui lui est parallèle, ancien Dépôt royal, qui sert aujourd'hui de dortoir, de réfectoire, d'infirmerie, etc., aux gâteuses de la 6e division, il fut, avons-nous vu, bâti en 1768-70, au compte de l'Intendance, ainsi que celui qui longe la rue Gratte-Cap. On dut y faire des cellules vers 1802.

L'aile parallèle à cet ex-Dépôt royal, qui continue l'aile orientale du Petit Séminaire, fut donnée, comme propriété départementale, à l'Asile en 1821.

Une autre aile et une autre cour furent vendues par la Commission des hospices, moyennant 25,000 francs qui devaient être employés à l'Asile.

ASILE DES ALIÉNÉS.

Vers 1758, les loges des fous, embryon de l'Asile actuel, étaient placées entre la rue Gratte-Cap et l'extrémité du corps de bâtiment servant à l'hospice des mendiants à la charge de la ville.

En 1768 et plus tard, les loges, toujours en petit nombre, continuèrent leur service entre le Dépôt royal et le nouvel Hospice des pauvres de la ville. Ces loges servirent aux deux hospices ou dépôts, puisque la ville continua de soigner à ses frais quelques déments, comme il appert par la lettre des jurats à M. le Contrôleur général, du 13 avril 1771 ; et que le Dépôt royal de mendicité recevait aussi quelques aliénés à la charge du roi, comme on peut s'en assurer en parcourant les registres d'écrou du Dépôt royal. Un mur, qui subsiste encore, séparait les loges des deux hospices.

Le total de ces aliénés était minime ; en effet, l'hôpital de la Manufacture, véritable Asile de cette époque, recevait la plupart des aliénés dans ses vingt-quatre loges, spécialement destinées à cet usage par les jurats de la ville de Bordeaux. Les prisons devaient, comme dans d'autres villes, contenir l'excédant.

La Maison de force, vers cette époque, reçut deux pensionnaires, comme le constate la délibération des jurats du 6 décembre 1776. Elles paraissent avoir été les premières et les seules jusqu'en 1802.

Cette séparation du domicile des pauvres malades tombés en démence à la charge de la ville, et de deux malades payantes dont la famille fait construire les loges à ses frais dans la Maison de force, semble pronostiquer le rôle futur des deux établissements, lorsque nous verrons, en 1809, le préfet de la Gironde affecter à un pensionnat toute la maison de force, et laisser aux aliénés indigents l'ancien Asile des jurats considérablement agrandi.

Comment était administré l'Asile, ou plutôt les quelques loges de fous annexées à l'Hospice des pauvres de la ville? — Nous voyons, dans la lettre d'envoi des jurats de 1771, que, jusqu'à cette époque, l'Hospice des pauvres de la ville, comprenant les quelques pauvres en démence, et le Dépôt royal des pauvres contigu, étaient servis par les mêmes fournisseurs depuis l'origine récente (1768) du Dépôt royal, et que l'administration de la Maison de force, dont il n'est aucunement question, devait en être complètement séparée. Mais une économie distincte pour les deux dépôts commença dès que le consorce fut rompu.

En cette année 1771, les jurats demandaient à M. l'Intendant de Guienne de bâtir un logement pour le concierge de l'hospice de ses pauvres et des quelques déments placés dans les loges. — Nous verrons plus tard, sous la Révolution, que c'était encore un concierge qui avait la charge de surveiller directement l'hospice et les loges. — C'était le même employé qui tenait le compte des dépenses et des recettes à cette dernière époque.

Quant au nombre des aliénés placés dans le petit Asile, il devait être subordonné au nombre des loges, puisque ce n'est qu'après 1830 que l'on abandonna enfin la coutume de compter autant de loges que d'aliénés.

Le mémoire écrit au commencement de la Restauration dit qu'il restait alors six loges, vestige de l'ancien Hospice des pauvres, avant la Révolution.

— Mais on peut supposer qu'il y en avait quelques-unes de plus.

Un fragment de compte intitulé : « Extrait du registre destiné aux hospices situés dans le 2e arrondissement. — Municipalité du Sud. — Hospice des fous de la maison d'Arnaud Guiraud, » dit textuellement : « Le citoyen Delmas, concierge de la susdite maison, a remis à l'Administration municipale un compte de gestion s'élevant pour la troisième année, en dépense, à 75,800 livres, et en recette, à 69,933. Le même a remis un autre compte de sa gestion de la même maison, depuis le 1er vendémiaire an IV jusqu'au 1er prairial même année, s'élevant en dépense à . »

Or, si nous comparons le total de la dépense de l'an IV pour les quarante filles de force, s'élevant à 442,000 fr., à la dépense des aliénés, montant à 75,800 fr. (en assignats), nous trouvons environ dix aliénés en 1795 à l'hospice des fous d'Arnaud Guiraud. Nous verrons plus loin que cette évaluation est exacte.

Ce fragment constate qu'en l'an III, le concierge Delmas tenait le compte des dépenses pour l'entretien des fous. C'était la tradition de l'Hospice des pauvres de la ville. Des notes antérieures à la Révolution prouvent qu'alors c'était un concierge et sa famille qui conduisaient le petit hospice sous la surveillance d'un bureau, sans doute.

Mais, en l'an V, le directeur Verdalle paraît centraliser l'administration de la maison de répression et de l'hospice des fous. C'est ce qui est à peu près démontré par la pièce suivante :

COMMISSION ADMINISTRATIVE DES HOSPICES.

CANTON DE BORDEAUX.

Séance du 30 germinal an V, tenue à l'hospice Saint-André par les citoyens Betbeder, J. Lavaud et Duvergier aîné.

Extrait du registre.

Ouï le rapport du commissaire chargé de la surveillance de l'hospice de correction et d'Arnaud Guiraud, concernant les anciens comptes de ces hospices; la Commission, considérant que, pour être à même de faire la vérification de ces comptes, conformément à l'arrêté de l'Administration départementale du 2 frimaire dernier, il est nécessaire qu'elle ait sous les yeux les pièces comptables et au soutien; que ces pièces sont aujourd'hui dans les bureaux de la municipalité du Sud ou du bureau central, qui les ont retenues en arrêtant en même temps ces mêmes comptes, est autorisé le citoyen Verdalle, directeur de l'hospice de correction, de se présenter soit au bureau central, soit à l'Administration municipale du Sud, pour les inviter à lui faire remise de ces pièces. La Commission l'autorise en outre à en fournir récépissé.

Pour copie conforme :

Signé : H. VIGNES et DUPRAT jeune.

On y voit que le commissaire de l'Administration départementale charge la Commission des hospices de vérifier les comptes du directeur Verdalle, et qu'en conséquence elle autorise le directeur à se présenter au bureau central pour retirer les pièces des comptes de l'hospice des fous et de l'hospice de correction. Cette pièce est curieuse encore en ce qu'elle donne le mécanisme complet de l'Administration charitable de l'époque, spécialement pour les maisons qui nous intéressent.

Les comptes sont soumis à l'Administration départementale, qui en fait vérifier le détail par le bureau central et par la Commission des hospices agissant par et sous ses ordres.

A cette époque, il est évident que l'hospice des fous, qui avait toujours appartenu à la ville, avait perdu temporairement son caractère municipal; tandis que la maison de force, qui n'avait été qu'administrée par un bureau nommé par les jurats, n'avait pas changé de caractère, ayant toujours été établissement public, fondé et soutenu par des deniers publics : elle était seulement administrée sous la surveillance d'une commission, par un directeur responsable, conformément au décret du 4 vendémiaire an II, sur lès hospices de répression.

C'est à partir de cette époque de la Révolution

que l'Asile, primitivement composé de l'agglomération d'une douzaine de loges, a grandi.

En 1802, la Commission des hospices, par une délibération du 24 janvier, décida que les aliénés qui étaient logés à la Manufacture seraient transportés à l'Enclos. Ils furent reçus dans les bâtiments des deux Dépôts, arrangés, pour cet office, en cellules, dont quelques-unes sont restées.

Le nombre des aliénés fut alors porté à 36. — Par la même délibération, les anciennes sœurs qui avaient servi à la Maison de force, avant et pendant la Révolution, reçurent la surveillance des aliénés de l'Enclos. La supérieure, Mme Duhart, reprit ses anciennes fonctions, mais cette fois dans les deux maisons, autrefois séparées, maintenant réunies administrativement sous la même direction de la Commission des hospices.

Alors la Maison de force avait 42 détenues; l'Asile de l'Enclos, 36 aliénés des deux sexes. Cette délibération de la Commission des hospices fut approuvée par arrêté préfectoral du 22 janvier 1802, sous la réserve qu'il serait tenu deux comptabilités, attendu, disait l'arrêté, que la dépense de l'hospice des aliénés est une dépense communale, à la charge de la ville de Bordeaux, tandis que celle de la maison de force est supportée par le Trésor public.

Mais le nombre des aliénés dans l'Asile augmentant, à cause de l'adoucissement des mœurs qui ne permettaient plus de garder ces malheureux dans les cachots des prisons, le Conseil municipal de Bordeaux reconnut et accepta la nécessité de créer un établissement spécial pour les recevoir.

Cette généreuse résolution, bientôt mise en pratique, ne saurait être trop louée, à cette époque surtout où elle révélait un esprit véritablement novateur.

Le jardin qui s'étendait alors entre les échoppes et le ruisseau des corderies au sud-est, l'hospice au nord, la rue Gratte-Cap au sud-ouest, présentait un espace favorable à des constructions.

La Commission des hospices y fit élever en plusieurs fois, de 1804 à 1808, l'Asile actuel des indigentes, composé, dit l'auteur du mémoire de 1814, de trois cours entourées de cellules ou loges.

La plus grande cour, rapprochée des corderies, recevait des pensionnaires des deux sexes séparés par une grille. Elle est actuellement consacrée aux agitées indigentes dans la première moitié, aux épileptiques indigentes dans la seconde moitié. La grille a été remplacée par une clôture en planches. La deuxième cour, où était l'établissement des bains placé au milieu, était consacrée aux indigents demi-agités et demi-tranquilles des deux sexes, séparés par une clôture grillée. Elle reçoit actuellement les indigents tranquilles.

Enfin la troisième cour, beaucoup plus petite,

recevait les agités proprement dits ou furieux. Nous avons vu quelle était comme le berceau de l'Asile. Les loges qui servirent, dans les dernières années de la période actuelle, de porcherie, ont été démolies.

En 1808, l'Asile créé par la Commission des hospices sur l'emplacement précité ayant été reconnu insuffisant, Napoléon, qui avait visité l'enclos Guiraud, décréta qu'il serait créé douze loges pour des malades payants; et, dans ce but, il avait aussi décidé qu'une somme de 40,000 fr. serait affectée à construire une série de cellules pour cette catégorie d'aliénés. — Nous avons vu, par la minute d'une lettre du préfet de la Gironde adressée au ministre de ce temps, que le décret reçut son application et au delà. La Maison de force, évacuée des détenues à la charge du Trésor public, comme autrefois à la charge de la Généralité, fut effectivement consacrée à recevoir les pensionnaires aliénés. Nous ignorons quelles cellules furent construites alors.

Dès cette époque, 1809, la Maison de force et l'Asile ne firent plus qu'un. Mais la Maison de force ne fut pas laissée à la Commission des hospices pour un autre service que celui des aliénés.

Quant au Dépôt royal, il est présumable que la ville le reprit dès 1802 pour le service des aliénés, et qu'il servit avec les loges primitives de point de départ pour constituer l'Asile.

En 1815, la population était de 100 aliénés des deux sexes : les bâtiments destinés à les recevoir étaient l'Asile des indigents actuel, dont faisait partie l'ancien Dépôt royal; la Maison de force logeait les sœurs et les pensionnaires. — On y avait aussi placé quelques convalescentes de l'hôpital; mais cette affectation dura peu d'années, et nous n'en parlerons pas plus que des marins qui y étaient soignés à la fin de la Révolution, aux frais de la marine de l'État.

Ces deux services furent essentiellement transitoires.

A l'époque de la Restauration, les secours à donner aux aliénés avaient trouvé d'ardents défenseurs, et remué dans l'Administration supérieure des idées non-seulement généreuses, mais pratiques. Le duc Decazes et M. Guizot, sous-secrétaire d'État à l'intérieur, avaient résolu de créer des Asiles régionaux capables de concentrer les aliénés de plusieurs départements. L'Asile de Bordeaux avait été choisi pour recevoir les malades de trois ou quatre départements. Le Trésor public se proposait d'allouer 250,000 fr. à son agrandissement. C'est dans ce but que le Conseil général avait, quelques années plus tard, en 1821, fait don à la Commission des hospices des deux ailes de l'ex-Dépôt impérial pour le service spécial des aliénés. Et quand l'aile fut rétrocédée par la Commission, la correspondance échangée entre elle et le préfet démontre non-seulement l'intérêt de la préfecture pour l'organisation de nouvelles loges, mais l'existence de secours départementaux pour améliorer l'état des aliénés. On peut s'en assurer en lisant la lettre de la Commission des hospices au préfet, M. le comte de Tournon, du 19 septembre 1821, et la réponse de M. de Tournon à la Commission, le 22 septembre. Il s'agissait d'aménager soixante-six loges dans les bâtiments cédés par le Conseil général.

La Commission se plaignait de n'avoir pas d'argent, mais reconnaissait que la cession équivalait aux cinq sixièmes de la dépense de 250,000 francs nécessaire pour réaliser le plan primitif de l'Asile régional, ce qui est beaucoup trop dire quand on visite les lieux.

Le préfet répond qu'il a déjà avancé 5,000 francs, et que l'an prochain il en avancera autant; et que cette somme suffira pour disposer provisoirement quelques loges pour recevoir des aliénés indigents, etc.

En 1836, le Conseil général vote la dépense de huit loges, dites départementales, placées à l'entrée de l'ancien hospice de la ville relevé par l'Intendance, derrière le portail qui était ouvert au chevet de l'ancienne chapelle. La moitié de ces loges subsiste.

Comme on voit, l'État et l'Administration départementale venaient au secours de l'œuvre des aliénés, qui n'aurait pu se créer avec les propres forces de la Commission des hospices ou de la ville.

La population de l'ancien hospice des fous d'Arnaud Guiraud avait été, avant la Révolution, de 10 à 12 aliénés, de 37 en 1802. Et si l'on s'en rapporte à une notice du Dr Révolat, ancien médecin de l'établissement, en 1810, époque où la Commission des hospices créa les loges et les cours du nouvel Asile entre les corderies et la rue Gratte-Cap, elle était de 66. — En 1815, il y en avait 100, d'après la thèse du Dr Azam; — 109 au 1er janvier 1818 (Révolat); — 125 en 1823; — en 1837, le chiffre a plus que doublé, il est de 265.

Le nombre s'accrut rapidement pendant les premières années, surtout en 1820, quand les prisons de la ville se débarrassèrent de leurs aliénés et de leurs épileptiques.

Nous n'avons pu suivre exactement les prix de journée des aliénés. En 1802, nous avons vu que, d'après l'arrêté préfectoral du 22 janvier, les aliénés étaient au compte de la ville. En effet, l'Asile ne faisait que de recevoir les aliénés de la Manufacture, établissement communal. Mais lorsque le nombre de ces malheureux s'accrut, dès que le préfet en fit entrer d'office, il était équitable que le département prît ceux-ci à sa charge, comme l'indique le mémoire de 1814. Dès lors, l'Asile contient des aliénés à la charge de la ville et d'autres à la charge du département, pour lesquels il est payé 1 fr. 40 c. par jour, prix énorme pour le temps. Aujourd'hui, le prix de journée est de 1 fr. 05 c. D'où l'on peut conclure que les aliénés au compte du département étaient plutôt une source de revenu pour les hospices qu'un service onéreux.

Ainsi, en 1823, date de la vente par la Commission d'une aile du Dépôt impérial au Petit Séminaire, l'ancien hospice des fous des jurats s'était accru successivement :

1° De l'ancien Dépôt royal bâti par MM. de Fargès et Esmangart, intendants, sur l'ancien Dépôt des pauvres de la ville qui leur avait été cédé sous condition ;

2° De la Maison de force ou de répression et de ses jardins, qui avaient été cédés contre échange ;

3° D'une aile et d'une cour du Dépôt impérial de mendicité, propriété départementale, cédée par le Conseil général, à la condition d'y établir des loges d'aliénés ;

4° D'une seconde cour et d'une seconde aile du même Dépôt impérial, qui furent vendues par la Commission des hospices au Petit Séminaire, et dont le prix de vente, 25,000 fr., devait être consacré à construire des loges pour les aliénés.

Plus tard, en 1836, le département ajoute à ses frais huit loges pour faciliter le service des aliénés.

Ces donations et ces secours avaient été faits spécialement pour le soulagement des aliénés et non d'autres.

A partir de 1823 jusqu'en 1840, époque de la séparation, et même jusqu'en 1851, la superficie ne change pas, mais la population augmente. En 1844, elle s'élève à 300 malades des deux sexes.

Cette surveillance simultanée d'aliénés des deux sexes, dans un local restreint, était difficile. Les hommes furent évacués sur l'Asile de Cadillac.

Actuellement, il y a 450 femmes aliénées, tant pensionnaires qu'indigentes, au compte de la Gironde, du Lot-et-Garonne, de la Seine. Mais des acquisitions et des constructions nouvelles, dont nous parlerons plus loin, ont permis de suffire à cet accroissement qui, du reste, a cessé de progresser depuis dix ans.

LEGS DE Mmes DUHART ET MEURIOT.

Cependant, si la superficie de l'Asile ne changea pas jusqu'en 1851, c'est-à-dire longtemps après la séparation de l'Asile de la Commission des hospices, un legs important l'augmenta extérieurement en 1831, legs spécialement destiné au service des aliénés, comme la Maison de force et les portions du Dépôt de mendicité qui lui avaient été adjointes précédemment.

Mais avant d'exposer le legs en question, il est utile de raconter brièvement quels étaient les rapports des sœurs avec la maison dont elles avaient la surveillance.

On peut dire, sans aucune exagération, qu'elles lui étaient entièrement dévouées et qu'elles considéraient cette œuvre comme leur œuvre. Celles qui disposaient de quelque ressource se plaisaient à l'appliquer à l'amélioration du sort des malheureux qu'elles soignaient, avec lesquels elles vivaient.

Ainsi Mme Duhart, selon une note trouvée dans les anciens comptes, avait reçu un legs de 2,000 fr. d'un médecin pour l'employer aux besoins des pauvres de la Maison de force. — Plus tard, elle employa 15,000 fr. à reconstruire la chapelle de la maison. M. Decazes l'indemnisa d'une somme de 4,000 fr. A son décès, qui eut lieu en 1829, elle légua aux pauvres de l'établissement ce qu'elle possédait; mais, n'en voulant pas dépouiller sa sœur, Mme Meuriot, elle le lui laissa sous condition.

La sœur Félicité Goudin, qui avait été sa compagne déjà bien avant la Révolution, fut chargée de remplacer, comme supérieure, Mme Duhart. Cette sœur continua l'œuvre et lui sacrifia la plus grande partie du produit de deux maisons qu'elle avait vendues. L'une de ces maisons était située rue du Fort-Lesparre, l'autre rue Poitevine.

Outre les améliorations journalières que la sœur

Félicité Goudin faisait faire à ses frais, elle reconstruisit la buanderie, qui coûta 5,000 fr. Elle en reçut 2,000 de l'Administration. Elle fit construire la dépense, réparer la cuisine actuelle, ce qui lui coûta encore 5,000 fr. — En 1832, elle changea les vases sacrés et acheta les beaux ornements qui sont à l'église, pour une nouvelle somme de 5,000 fr.

En 1833, elle fit faire une grande tonnelle de fer au jardin, qui coûta 3,200 fr. — Ces exemples suffisent. Arrivons au legs de Mme veuve Meuriot.

En 1829, la supérieure, Mme Duhart, mourait, laissant à sa sœur, Mme veuve Meuriot, un petit domaine situé dans le faubourg de Bordeaux, rue d'Aubidey, une maison, place de la Bourse, n° 14, et deux échoppes à Bègles. La maison de campagne, placée au milieu d'un jardin de plus d'un hectare, avait, depuis quarante ans, servi de promenade aux malades et de lieu de convalescence aux sœurs de l'hospice. Mme Duhart, qui avait consacré sa vie sous tous les régimes, avec un dévouement infatigable, à soigner les malheureuses filles de force et les pauvres aliénés, n'avait pas manqué de recommander à sa sœur de laisser plus tard à l'hospice des aliénés les biens qu'elle lui avait consacrés de son vivant.

En conséquence, Mme Meuriot, qui était plus qu'octogénaire, fit don, en 1831, de ces immeubles à la Commission des hospices *pour servir spécialement aux aliénés.*

Il semble, après ces explications, que toute affectation de ces biens à d'autres qu'aux aliénés soit impossible. En effet, la Commission des hospices n'était que le dépositaire ou plutôt l'administrateur temporaire des aliénés.

Lorsque l'Asile se sépara de l'Administration générale des hospices de Bordeaux, l'effet de la donation parut tel que l'Asile continua à jouir des trois immeubles.

Mais lorsqu'il s'agit de vendre tout ou partie, la ville s'y opposa, prétendant que la donation en faveur des aliénés ne comportait que l'usufruit. Voici la consultation du conseil de la Commission sur la matière :

COMMISSION ADMINISTRATIVE DES HOSPICES DE BORDEAUX.

11 juin 1849.

Il résulte de l'acte retenu par Me Candau et son collègue, le 15 juin 1831, qu'en effet Mme Marie Meiller, veuve Meuriot, a fait donation aux hospices de Bordeaux des corps d'immeubles désignés au dit acte, savoir : 1o la maison de la place Royale, no 14; 2o le domaine appelé aux Cyprès; 3o les deux échoppes et le lavoir du chemin Saint-Vincent.

Il est constaté dans la donation que les deux dernières propriétés étaient déjà affectées au service des aliénés, et la dame Marie Meiller, veuve Meuriot, *exprime la volonté formelle que les immeubles par elles donnés à la Commission administrative des hospices de Bordeaux soient affectés aux besoins de l'Hospice des aliénés.*

Les soussignés n'ont point à rechercher quelle étendue pourraient avoir, sur les immeubles compris dans la donation, les droits de la Commission de Bordeaux, dans le cas où l'Hospice des aliénés viendrait à être supprimé. Quels que que puissent être ces droits, il est certain que l'existence de l'Asile des aliénés permet d'attribuer aux objets donnés par Mme Meuriot l'affectation particulière qu'elle a eu soin d'indiquer. Ces biens, destinés à concourir aux dépenses de l'hospice des aliénés et aux besoins du service de cet établissement doivent, être régis et administrés suivant les formes et conditions propres aux institutions de ce genre.

L'article 6 de l'ordonnance du 18 décembre 1839, rendue en exécution de la loi du 30 juin 1838 sur les aliénés, contient la disposition suivante : « Le directeur est chargé de l'administration intérieure de l'établissement et de la gestion de ses biens et revenus. » Les termes de cet article ne permettent aucune hésitation. Le directeur de l'Asile de Bordeaux, en vertu des attributions qui lui sont conférées, a le droit incontestable de revendiquer la gestion et administration des immeubles que Mme Meuriot a spécialement affectés au service de l'Hospice des aliénés, et la Commission administrative ne pourrait, sur ce point, opposer à ses prétentions une résistance utile.

La Commission des hospices, transmettant au directeur de l'Asile cette consultation si précise, la commente ainsi :

« ... La Commission, en sa qualité de nu-pro-
» priétaire, retient dans ses mains les titres de
» propriété.

» Nos conseils décident, aujourd'hui, qu'en effet
» c'est ainsi que les choses doivent se passer. Ils
» reconnaissent à la direction de l'Asile les droits
» de gérer et administrer, puisque l'existence de
» l'établissement lui permet d'attribuer aux objets
» donnés l'affectation particulière que la bienfai-
» sance a eu le soin d'indiquer; ils ne s'expliquent
» pas sur la situation qui adviendrait dans le cas
» où l'Asile viendrait à être supprimé......

» L'administration hospitalière, chargée, dans
» l'intérêt communal, de la conservation des ac-
» tions des hospices, a donc seulement à constater
» ses réserves quant à la nue-propriété des im-
» meubles dont il s'agit, et au droit qu'elle aurait
» d'y réunir l'usufruit; si la destination de l'établis-
» sement venait à être changée, etc. »

On voit que la Commission force un peu l'interprétation de la consultation, qui ne conclut aucunement à la nue-propriété des immeubles spécialement donnés aux aliénés. C'est la continuation de cette interprétation exagérée de la part de la Commission hospitalière, de considérer tous les immeubles de l'Enclos donnés successivement *aux aliénés*, comme appartenant aux hospices généraux, lorsqu'il est bien évident que ces immeubles avaient un but *spécial*, particulier, que l'hospitalisation ordinaire ne pouvait plus remplir.

Mme Duhart, instigatrice du testament, qui avait passé sa vie à soigner des aliénés, qui avait prêté ses biens au service des aliénés, ne pouvait avoir l'intention de les donner définitivement à une autre œuvre qu'à celle des aliénés. Aussi peut-on raisonnablement croire qu'au cas où l'Hospice des aliénés viendrait même à se déplacer, la Commission n'en devrait aucunement profiter, si l'on suivait les intentions de la donatrice, autant qu'il y aurait dans le département un Asile d'aliénés à qui la donation reviendrait de droit.

Cependant, quand il fut question de vendre la maison de la place de la Bourse ou place Royale, la Commission des hospices y mit opposition. L'administration de l'Asile ne jugea pas à propos de passer outre, sans s'expliquer sur la valeur de l'opposition. Et pourtant la Commission des hospices avait bien vendu une portion du Petit Séminaire donnée aux aliénés pour améliorer la situation de ces aliénés.

Ce qui prouve que la Commission n'avait pas, en 1849, la même manière de voir qu'en 1823.

ACHAT DE LA CORDERIE BARADE, 1851; ET CONSTRUCTION DU PENSIONNAT, EN 1858.

L'Asile avait été séparé de la Commission des hospices depuis quelques années, lorsque l'Administration nouvelle acquit la corderie Barade, située de l'autre côté du petit ruisseau qui forme la limite de l'Asile au sud-est.

Ce ruisseau, figuré double sur le plan de 1758, fut réuni en un seul à une époque indéterminée. Il y a lieu de supposer, d'après ce qui suit, que l'on conserva le plus rapproché de la Maison de force.

La première fois que nous trouvons trace de son importance en tant que limite de la propriété est en 1806.

Son histoire, à cette époque, est intéressante et même tragique. Déjà les deux ruisseaux avaient été réunis. Leur surface était recouverte par des planches. Le cours de l'eau, peu rapide, rasait les murs de l'Hospice des aliénés et de la Maison de force, notamment le pavillon situé au bas du jardin de cette maison, où se réunissait la Commission administrative. Une inspection de l'ingénieur de la Maison de force, en 1806, constatait déjà l'humidité de ce pavillon et le mauvais état de son mur, qui était miné par les eaux stagnantes du ruisseau.

Cette inspection fixe la profondeur du jardin de la Maison de force ; il était ce qu'il est actuellement. Le pensionnat, bâti en 1858, a été mis sur la même place, à peu près, que le pavillon de la Commission. Quant à la stagnation des eaux, elle provenait d'un barrage établi sur la maison Barade, alors appartenant à une autre personne, qui, pour se débarrasser d'une servitude désagréable, n'avait pas trouvé de meilleur moyen que de murer le canal qui recevait les eaux du ruisseau et les portait, en passant obliquement sous la chaussée du cours Saint-Jean, jusqu'à l'estey du même nom. Les eaux stagnantes étaient donc pour les deux hospices une cause d'insalubrité permanente, contre laquelle la Commission et les médecins réclamèrent vainement.

En 1807, une épidémie de dyssenterie décima la Maison de force et l'Asile des aliénés. Tous les aliénés qui habitaient les loges adossées au jardin, jusqu'où refluaient quelquefois les eaux pluviales sans issue, périrent sans exception : une vingtaine environ. — Ce fait explique le temps d'arrêt de la population de l'Asile, qui, en 1802, était de 36, et en 1809 de 40 seulement, malgré la progression constante des entrées. Enfin, en 1809, après des inspections contradictoires ordonnées par le préfet de la Gironde, par le maire, par la Commission des hospices, le canal de la maison Barade fut désobstrué. — Cependant, la lecture des documents de cette affaire, qui fut très-épineuse, nous apprend que cette longue et mince tranche de terrain étendue entre le cours Saint-Jean et la rue Gratte-Cap, et qui servait de lit à ces deux ruisseaux, plus tard réunis en un seul, était alors connue sous le nom de Clos-Lantillac. Il y avait au milieu un lavoir qui servait aux habitants des échoppes, lorsque ces échoppes formaient la limite sud-est de l'enclos Guiraud. Ces maisonnettes, au nombre de 14, et ce lavoir avaient été construits en 1685 par le sieur Lantillac, chirurgien de Bordeaux, qui les louait à son compte, mais le fonds devait rester à la ville, selon l'explication des chroniques de Tillet, exactement comme le fonds du Dépôt royal de mendicité.

En 1828, le fossé n'avait plus d'écoulement. Pour éviter un désastre semblable à celui de 1807, la Commission requit vigoureusement le propriétaire de curer le dit fossé et d'aligner les bords, qui s'éloignaient sensiblement des murailles de la maison et du jardin de l'hospice. — Vers 1850, il fut recouvert en maçonnerie dans toute son étendue.

En 1851, l'Asile acheta, pour la somme de 13,100 fr., tout ce qui restait de l'enclos Lantillac où coulait le ruisseau, de la rue Gratte-Cap au cours Saint-Jean, plus la maison Barade, située sur le cours Saint-Jean. La superficie du terrain et de la maison, appelés Corderie Barade, mesure 4,245 mètres carrés, qui, ajoutés aux 2 hectares 68 ares du plan de 1844, donnèrent à l'Asile une surface de 3 hectares 1045 mètres carrés.

En 1858, sur la limite du ruisseau, mais en dedans pour la plus grande partie, et dessus à l'extrémité occidentale, le directeur Marquiset, acquéreur de la corderie Barade, fit construire le pensionnat des deux premières classes. La dépense s'éleva à 130,000 fr., sans compter les bains, le mobilier des chambres, des salons.

Enfin, en 1868, sous l'habile direction de M. Guignard, l'entrée de l'impasse qui sépare le Petit Séminaire de l'Asile fut adjointe à l'Asile par un mur, depuis le portail qui donnait accès à l'enclos marqué nº 16 sur le plan Bonfin de 1758, jusqu'au cours Saint-Jean. Cet espace polygonal mesure : 430 mètres carrés. — Total de la surface de l'Asile : 3 hectares 1,475 mètres carrés.

En résumé, l'Asile proprement dit ne commence qu'après le dix-huitième siècle. Il était auparavant une petite annexe d'un petit Hospice des pauvres de la ville, et il comprenait environ 10 loges pour les pauvres tombés en démence.

Quand le Dépôt royal de mendicité s'établit à côté de l'ancien Hospice des pauvres de la ville, il reçut aussi quelques aliénés des deux sexes qui furent placés dans des loges, auprès de ceux de la ville. Les deux petites cours de ces loges étaient séparées par un mur. Les aliénés étaient rares. Le vrai Asile d'aliénés de Bordeaux était alors à la Manufacture, qui possédait vingt-quatre loges.

En 1802, ces aliénés furent versés à l'hospice des fous d'Arnaud Guiraud, à la charge de la ville. Mais le département paya bientôt l'entretien des aliénés qu'il faisait entrer dans cet hospice. Le prix payé par le département, 1 fr. 40 c. par jour, était de beaucoup supérieur au prix de revient, que les comptes de ce temps établissent à *16 sous*.

Les premiers transferts durent être déposés dans l'ancien Dépôt royal de mendicité, placé près des loges primitives.

De 1804 à 1808, la ville bâtit des loges depuis l'hospice jusqu'aux ruisseaux, le long de la rue Gratte-Cap. C'est l'Asile actuel des indigents.

En 1809, la conséquence du décret du 25 avril 1808 annexa, par un acte administratif que nous ignorons, la Maison de force à l'Asile des aliénés.

En 1821, le Conseil général, obéissant sans doute à la pensée supérieure qui méditait déjà les Asiles régionaux, donna *aux aliénés* les deux ailes et les deux cours de l'ex-Dépôt impérial qui avoisinent l'ancien Dépôt royal.

La Commission des hospices, en 1823, rétrocéda,

pour 25,000 fr., une aile et une cour au Petit Séminaire. Ces 25,000 francs durent être employés à faire des cellules pour des pensionnaires le long du cours Saint-Jean.

En 1836, le département vota la création de huit loges départementales, près la cour des Platanes.

En 1831, le testament de Mme Meuriot légua au service spécial des aliénés trois immeubles importants.

En 1840, séparation de l'Asile des hospices de Bordeaux en vertu de la loi de 1838.

En 1851, l'Asile acheta avec ses fonds propres la corderie et la maison Barade.

En 1858, il bâtit le pensionnat neuf sur la limite même de la corderie Barade et de l'Asile.

Enfin, en 1868, l'entrée de l'impasse qui existait depuis deux siècles entre la Maison de force, actuellement l'Asile, et le petit Enclos, aujourd'hui le Séminaire, est définitivement renfermée dans l'enceinte de l'Asile. Mais la propriété du fonds est réservée.

En un mot, les huit ou dix loges de fous qui existaient derrière le petit hospice des pauvres de la ville ont fini, dans un siècle, par absorber tous les établissements de l'ancien enclos d'Arnaud Guiraud, moins l'ex-Dépôt impérial dont il n'a pu conserver qu'une partie.

IMPOT DES DEUX ET TROIS SOLS POUR LIVRE.

Avant de poser des conclusions, il est indispensable de préciser la nature de cet impôt, qui servit non-seulement à bâtir la maison de force du fort du Hâ ou caserne Saint-Raphaël, mais encore fut destiné, au moyen d'une rente annuelle, à l'entretien des filles de force depuis la fondation de la maison jusqu'à 1791.

Le droit de 2 sols pour livre, ajouté au principal et même aux 4 sols pour livre déjà établis, fut arrêté au Conseil du roi le 17 mai 1723. Il remplaçait la taxe de 40 sols par tonneau de vin et de 3 livres par pièce d'eau-de-vie, consentie en adjudication publique au sieur Campagne, par-devant l'intendant de la province. Cette taxe devait durer six ans; le produit de l'adjudication, porté à 200,000 livres par année, devait donner la somme totale de 1,200,000 livres, destinée à racheter les droits des courtiers-jaugeurs et inspecteurs aux boucheries et des boissons de la Généralité, rétablis par déclaration royale du 15 mai 1722.

Voici le dispositif de l'arrêt qui concéda temporairement aux jurats la perception de cet impôt des 2 sols pour livre :

« ..... Mémoire du Parlement, de la Cour des » aides, des maires et jurats de Bordeaux, tendant

» à ce que, pour le paiement de la somme de douze » cent mille livres, à laquelle a été fixée, à raison » de deux cent mille livres par chacune des dites » six années, l'extinction dans toute la Généralité » des droits attribués aux courtiers-jaugeurs et aux » inspecteurs des boissons, il plût au roi de per- » mettre aux dits maire, jurats, de faire lever par » forme d'octrois, par tels commis qu'ils aviseront, » dans tous les bureaux des fermes de la Généra- » lité, 2 sols pour livre de tous les droits qui se » perçoivent sur toutes sortes de marchandises en- » trantes et sortantes par les dits bureaux; même » sur les 4 sols pour livre qui se lèvent outre et » par dessus le principal des droits, dont les fonds » seront remis mois par mois entre les mains de » Martin Girard, ses commis, préposés, à compte » des douze cent mille livres, etc.

» Aussitôt le paiement entier fait, le dit droit de » 2 sols pour livre demeurera éteint et supprimé, » et la dite Généralité en demeurera déchargée, » sans que la levée en puisse être jamais rétablie, » sous quelque prétexte que ce soit, etc. »

Les jurats, devenus concessionnaires de cet impôt jusqu'à remboursement de 1,200,000 fr., le prélevèrent par le moyen des bureaux des fermes du roi, établis à Bordeaux, Blaye, Bourg, Castillon, Langon, La Teste et autres lieux, c'est-à-dire dans les ports et havres de la Garonne, de la Dordogne, du Lot, de la Bayse, du Drot et de l'Isle. Les commis de ces bureaux reçurent pour ce service une solde de 10,000 livres.

En 1733, les 1,200,000 livres étant données, les droits des jaugeurs et inspecteurs étant rachetés, le nouvel impôt du roi, perçu momentanément par la ville, devait cesser; les jurats et les directeurs de la Chambre de commerce de Guienne, assemblés chez l'intendant, réclamèrent, en conséquence, la suppression des 2 sols pour livre, attendu, disaient-ils, que l'objet qu'il devait remplir était rempli. Mais l'intendant démontra à la députation que le dit impôt, montant alors à 308,110 livres par année, était indispensable; on prélevait sur cette somme 100,000 livres pour les hôpitaux de la Généralité et 8,000 livres pour l'inspection des métiers et manufactures. — L'impôt fut donc maintenu, mais non plus au bénéfice de la ville, et cela est trop facile à prouver. D'abord, s'il avait été maintenu au profit de la ville, les jurats n'auraient pas réclamé contre une taxe qui, levée dans toute la Généralité, ne pouvait que leur être très-avantageuse. Ensuite, nous voyons postérieurement, dans les ordres donnés par l'intendant de Tourny pour solder les 60,000 livres, qu'il s'adresse au sieur Gaulard de Journy, receveur général des fermes de la Généralité, qui doit verser la somme dans la caisse du sieur Guy Chollet, receveur de la ville.

Dès 1730, l'impôt royal de 2 sols par livre avait été augmenté d'un troisième sol, comme don de joyeux avénement. Ce troisième sol existait encore en 1757, lors de l'obtention des lettres patentes pour la maison de force, et ce fut, en effet, sur cet impôt des 3 sols qu'est basé l'arrêt du Conseil royal qui ordonne de prendre les 60,000 livres, une fois payées, pour la construction de la maison de force, attendu, dit l'arrêt royal, que les fonds de cette caisse ont toujours été destinés aux dépenses des établissements publics de Bordeaux. Et c'était justice. Bordeaux, capitale de la Généralité de Guienne, ne pouvait être soumis à subvenir à la construction et à l'entretien d'établissements d'utilité publique.

C'est pourquoi, en 1757, le roi affecte un impôt royal à la construction d'un établissement public d'un intérêt général, comme la maison de force, dont les filles recluses étaient pour la plupart étrangères à Bordeaux.

Cette somme fut effectivement versée par le receveur général des fermes du roi, Gaulard de Journy, dans la caisse municipale. Le détail et la date de ces versements, le prix même de leur transport, existent.

Quant à la pension des filles de force, allouée par le roi sur le même impôt royal des 3 sols pour livre, elle fut servie exactement par la caisse publique. Il est aisé de s'en convaincre en parcourant les pièces annexées à ce mémoire. Depuis l'année 1757 jusqu'à la Révolution, on suit, malgré bien des lacunes, les ordonnances de l'intendant, qui font verser la rente annuelle par semestre, tantôt directement à l'administration de la maison de force, tantôt au subdélégué du département de Bordeaux. Ce subdélégué fut M. de Copmartin pendant un long espace de temps. On le voit figurer dans la Généralité sous M. de Tourny fils; et en 1777, il figure encore sur l'état du caissier du receveur général des fermes royales, comme destinataire du mandat qui est payé pour l'entretien de la maison de force.

Sur le même livre de caisse sont inscrites les dépenses pour ainsi dire départementales de l'époque, parce que, en effet, l'impôt prélevé sur les marchandises entrantes et sortantes des ports de la Généralité de Guienne, était au premier chef un impôt général prélevé sur tout le département.

Tout ce qui était d'intérêt général avait droit à subvention de la part de cette caisse. A côté des frais occasionnés par la levée des plans du pays de Guienne, on voit les dépenses de l'hôtel de l'Intendance, d'une église à Nérac ; une rente de 6,000 livres est aussi accordée à l'hôpital des Enfants trouvés, par ordre du roi, pour la même raison d'utilité publique incontestable. Nous avons vu que M. de Tourny avait essayé d'établir un hospice neuf pour ces enfants sur la plate-forme, auprès de la maison de force, et qu'il avait, à cet effet, obtenu 60,000 livres de marchands juifs avignonnais, dont 20,000 furent seulement dépensées, le reste versé à la caisse de la ville.

Son successeur fut sollicité, par le ministre et par le bureau des Enfants trouvés ou Manufacture, de céder la maison de force nouvelle inachevée de la plate-forme pour y placer ces enfants.

Ce droit aux secours des deniers publics est si naturel, qu'en 1805, la Commission des hospices de Bordeaux et le Conseil municipal priaient le préfet de porter au compte du budget départemental les prix de journée des enfants trouvés et des aliénés, comme on faisait pour les détenues de la maison de force. Ce vœu ne tarda pas d'être réalisé pour les aliénés, au prix de 1 fr. 40 c., comme l'indique le mémoire sur l'hospice des aliénés précédemment cité.

CONCLUSIONS.

Ainsi la maison de force de la Plate-forme, aujourd'hui caserne Saint-Raphaël, fut bâtie sur le terrain même des fortifications du fort du Hâ, appartenant au roi, délaissé par lui à la ville dans un but spécial d'intérêt public.

Elle fut bâtie avec les deniers d'un impôt royal.

N'ayant pu servir pour un motif quelconque, elle fut remplacée par un terrain et une maison *représentant exactement* l'argent déboursé par le roi, sans compter le terrain du fort du Hâ, dont la propriété royale n'avait été cédée à la ville que pour un but qui n'était pas atteint.

D'où il suit, conséquence rigoureuse, que la caserne Saint-Raphaël et l'hectare de terrain qu'elle occupe, ou bien la maison de force d'Arnaud Guiraud et l'hectare et un quart de terrain qu'elle occupe, appartient au département ou au gouvernement.

On ne s'explique donc pas aisément que la maison de force de l'Enclos et la caserne Saint-Raphaël aient pu être portées toutes les deux à l'actif de la ville lors de la liste des biens domaniaux présentée par la ville en 1793, époque où les origines de ces propriétés pouvaient être dans la mémoire des personnes témoins des faits que nous venons de rapporter.

Mais, au contraire, on conçoit qu'aujourd'hui, après un siècle écoulé, pendant lequel il y a eu un grand bouleversement des autorités, des administrations, des archives, le fil de toutes ces transmutations ait été perdu.

On avait oublié si vite, à la fin du siècle, le caractère de la maison de force, que nous voyons, en 1797, le Bureau de bienfaisance, tout en réclamant l'entretien des détenues par le ministère de la justice, déclarer qu'avant la Révolution l'entretien des filles de force était fourni par les jurats, qui n'étaient que l'intermédiaire de l'Intendance.

Et de fait, filles de force et détenues furent entretenues par les fonds de la Généralité avant la Révolution, par les fonds de l'État sous la Révotion, et sous le Consulat et sous l'Empire jusqu'en 1809. Il est vrai que, l'ancien bureau de la maison de force ayant été renouvelé entièrement, les nouveaux venus n'avaient pas la tradition, et leurs successeurs acceptèrent sans contrôle leurs assertions erronées et les ont soutenues depuis.

Quant aux autres parties qui constituent l'Asile actuel indépendamment de la maison de force de l'Enclos, elles peuvent se décomposer ainsi : — Parties données aux aliénés par le département : deux ailes et deux cours du Petit Séminaire, dont la moitié vendue par la Commission des hospices, en 1823, servit à élever les cellules des pensionnaires le long du cours Saint-Jean. Ces cellules elles-mêmes, produit de la vente d'un don spécialement fait aux aliénés.

Huit cellules départementales, de 1836.

— Parties léguées, en 1831, aux aliénés, et qui sont en dehors de l'Asile : le domaine d'Aubidey, dit aux Cyprès ; la maison n° 14 de la place de la Bourse ; les deux lavoirs de Bègles.

— Parties acquises par l'Asile : la corderie et la maison Barade, achetées en 1851 avec les deniers de l'Asile ;

Le pensionnat et les bains, bâtis avec les mêmes fonds sur la limite de la maison de force et de la corderie Barade.

La propriété de ces immeubles paraît indiscutable, comme les autres.

— Il reste enfin l'Asile communal, situé entre le jardin de la maison de force, la rue Gratte-Cap, et qui comprend les 76 loges bâties en 1804-1808 ; plus l'ancien Dépôt royal de mendicité et le petit hospice des pauvres de la ville, construits par l'Intendance en 1768-1771.

Cet Asile est bien la propriété de la ville.

Mais la ville a-t-elle le droit d'en déposséder l'Administration départementale qui gère cet établissement d'aliénés, comme autrefois l'Administration des hospices ? — Il suffit de réfléchir que cet Asile restreint a été toujours consacré au service des *pauvres* aliénés ; qu'il n'a existé, qu'il n'a été agrandi successivement par la ville, protégé, subventionné par le département et par l'État qu'en vue des aliénés, qui n'étaient qu'une catégorie des pauvres dont l'enclos d'Arnaud Guiraud était la propriété. Car il faut éviter une erreur commune aux municipalités qui considèrent comme leur appartenant en propre le bien des pauvres et des malades ; tandis qu'en se reportant aux dons de ces biens, il est évident que c'était au service des pauvres que les donateurs les destinaient, et non à d'autres. — C'est pour les aliénés pauvres, spécialement, que les Conseils municipaux, administrateurs des deniers communaux, votaient la construction des cellules de l'Asile en 1804, 1806, 1808. C'est pour les aliénés que l'Administration départementale accordait des subventions à l'œuvre municipale dont une loi éclairée n'était pas encore venue enlever le fardeau : car la loi de 1838, qui régularise le service, ou, pour mieux dire, le secours aux aliénés, n'a fait autre chose que reprendre et développer l'idée hospitalière des rares municipalités qui avaient eu l'intelligence et la charité de secourir cette classe délaissée de malades, comme firent la ville de Bordeaux et sa Commission des hospices, à leur éternel honneur.

C'est pourquoi nous croyons fermement que tant qu'il y aura des aliénés dans l'Asile de Bordeaux, l'Asile restreint communal doit être possédé par les aliénés, en vue desquels il a été spécialement conçu et construit.

Enfin, et pour résumer en quelques lignes le résultat de cette étude :

Les deux tiers de l'Asile actuel, qui n'occupe pas la superficie totale de l'ancien enclos d'Arnaud

Guiraud, appartiendraient à l'État, au département, et aux aliénés ;

L'autre tiers à la ville et aux aliénés.

En d'autres termes :

L'Asile appartient aux aliénés, pour lesquels il a été créé.

Si, chose impossible à prévoir, l'hospitalisation des aliénés venait à cesser, les deux tiers de l'Asile reviendraient à l'État, au département; l'autre tiers à la ville.

Ainsi, par des voies différentes, nous sommes arrivés aux conclusions que renferment les deux dépêches ministérielles du 10 août 1845 et du 1er août 1850, dont il sera question à la troisième partie.

DEUXIÈME PARTIE

PIÈCES JUSTIFICATIVES.

Ce travail était terminé, quand nous avons enfin trouvé aux archives départementales l'arrêt du Conseil royal qui réglemente définitivement la répartition de l'impôt des 2 sols et puis des 3 sols pour livre. Au moyen de pièces authentiques qui étaient la conséquence de cet arrêt, nous avions établi que les fonds accordés par le roi, en 1757, pour bâtir la maison de force de la Plate-forme, transportée sur l'Enclos, et pour entretenir annuellement les filles de force jusqu'à 1791, étaient bien le produit d'un impôt royal levé sur toute la Généralité de Guienne, et formaient une recette et une dépense publiques du temps.

La découverte de l'arrêt daté du 8 janvier 1725 confirme pleinement nos assertions, et sa lecture rend évidentes les preuves accumulées de la nature publique de cet impôt. En effet, cet arrêt modifie complètement celui du 17 mai 1723. Il décharge les jurats de la rente de 200,000 livres dont l'objet était de racheter les droits des jaugeurs-inspecteurs de la Généralité, et que le produit de l'impôt dépassait de beaucoup. Cette somme annuelle, jusqu'aux 1,200,000 livres demandées, doit être réunie au trésor royal directement : 100,000 livres prélevées sur les traitements des dignataires de la Généralité et sur d'autres droits seront consacrées annuellement aux hôpitaux, mendiants, etc., de la Généralité.

On devine aisément, en voyant combien le rendement de l'impôt était supérieur aux 200,000 livres prévues par l'édit du 17 mai 1723, pourquoi le roi le reprit dès 1725, et le continua malgré ses promesses.

Cet arrêt explique la démarche collective des jurats et de la Chambre de commerce de Guienne auprès de l'intendant, en 1733, pour faire cesser l'impôt des 2 sols, et le refus motivé de l'intendant; il explique encore pleinement le don royal de 1757 à prendre sur la caisse de l'impôt des 3 sols pour livre.

Nous donnons *in extenso* la copie de ce document important aux pièces justificatives annexées; et l'extrait du registre de la caisse des 2 sols pour livre pour les années 1776 et 1777, qui constate les ordonnances rendues par l'Intendant de la province en vue de verser annuellement à la maison de force la rente de 6,000 accordée par le roi.

Parmi les pièces qui suivent, il est regrettable de n'avoir pu joindre, aux esquisses des plans de 1758 et de 1844-1872, d'autres plans de l'Asile correspondant à une époque intermédiaire.

Nous n'en avons trouvé aucun, ni aux archives du département, ni à celles de l'Hôtel de Ville.

N° 1. (A. D.*)

Arrêt du Conseil d'État du Roy *pour assurer dans la Généralité de Bordeaux des fonds nécessaires aux hôpitaux.* — Du 8 janvier 1725.

Extrait des registres du Conseil d'État.

Le Roy ayant ordonné, par édit du mois de juillet dernier, que les impositions ordonnées, et celles des octrois des villes qui ont esté établis et destinez pour le payement des gages, des offices municipaux supprimés par ledit édit, seront et demeureront réduites à moitié, à compter du jour de la publication d'icelui, et que l'autre moitié sera réservée jusqu'à ce qu'autrement par Sa

* Archives départementales.

Majesté il en ait esté ordonné, pour estre les deniers en provenans employez à fournir les secours nécessaires aux hôpitaux du royaume, et autres dépenses concernant le renfermement des mendians, en exécution de la déclaration de Sa Majesté, du 18 du même mois de juillet; Sa Majesté aurait fait donner ses ordres au sieur Boucher, commissaire départi en la Généralité de Bordeaux, pour faire remettre dans la caisse de Martin Girard, qu'elle a commis à cet effet par l'arrest du 3 octobre dernier, la moitié réservée des gages desdits offices municipaux supprimés, ainsi que les arrérages de la totalité desdits gages échus depuis le 1er octobre 1722, jusqu'au jour de la suppression, lesquels Sa Majesté aurait abandonnés au profit des hôpitaux, par l'arrest du 7 novembre dernier, à la réserve de ce qui en a appartenu aux acquéreurs; et Sa Majesté estant informée qu'il n'a esté fait aucunes impositions ni établi aucuns octroys nouveaux dans la Généralité de Bordeaux pour le payement des gages desdits offices, et qu'à l'exception de quelques villes, les autres communautés de ladite Généralité n'ont aucuns deniers d'octroys, le peu de revenu qu'elles ont, étant consommé et au delà, par les charges et autres dépenses indispensables qu'elles ont à payer : en sorte que le fond de la totalité desdits gages destinés, tant aux acquéreurs qu'auxdits hôpitaux, ainsi que la moitié réservée, ne pourrait être fourni qu'en faisant une imposition du montant d'icelui sur ladite Généralité, laquelle serait fort à charge, ayant esté déjà imposée à la moitié réservée de gages et taxations des syndics et greffiers des rolles; mais que pour remplir les intentions de Sa Majesté, et pour procurer un prompt recouvrement du fond destiné auxdits hôpitaux, il a été représenté à Sa Majesté qu'en conséquence de l'arrest de son Conseil du 17 may dernier, on lève à Bourdeaux 2 sols pour livre de tous les droits qui se perçoivent sur toutes les marchandises entrant et sortant par les bureaux des fermes de ladite Généralité, pour tenir lieu des droits ordonnez estre payés par arrest du 1er septembre 1722, pour l'extinction de ceux des courtiers jaugeurs, inspecteurs aux boissons et inspecteurs aux boucheries, pour payer annuellement à Sa Majesté, pendant six années, la somme de 200,000 livres, et que le produit desdits 2 sols pour livre, sur toutes les marchandises entrant et sortant, excède ladite somme de 200,000 livres, de plus de 100,000 livres par an, en sorte que les arrérages desdits gages et la moitié réservée peuvent être pris sur ledit excédent ; à quoi voulant pourvoir ; — ouy le rapport du sieur Dodun, conseiller ordinaire au Conseil royal, controlleur général des finances ; le Roy, estant en son conseil, a ordonné et ordonne que la moitié des gages réservée des offices de gouverneurs, lieutenant de roy, majors et offices municipaux de la Généralité de Bordeaux, supprimez par édit du mois de juillet 1724, sera réduite et fixée à celle de 100,000 livres par an, à commencer du 1er juillet dernier, pour fournir aux dépenses du renfermement des mendians, ordonné par la déclaration dudit mois de juillet dernier ; laquelle somme de 100,000 livres, avec celle de 175,000 livres, à quoy Sa Majesté a bien voulu réduire et modérer les arrérages des gages entiers, échus depuis le 1er octobre 1722, jusqu'au 1er juillet aussi dernier, seront prises concurremment par les régies de Girard, tant pour les droits rétablis que pour ceux réservez aux hôpitaux, chacun par moitié, à commencer du 1er du présent du mois de janvier, sur le produit du droit des 2 sols pour livre, qui se lèvent en conséquence de l'arrest du Conseil du 17 may 1723, de tous les droits qui se perçoivent sur toutes les marchandises entrant et sortant par les bureaux des fermes de Sa Majesté, de ladite

Généralité de Bordeaux, pour tenir lieu des droits de courtiers, jaugeurs, inspecteurs aux boissons et aux boucheries, et ce jusqu'à ce que lesdits arrérages et gages montant à 175,000 livres se trouvent acquittez, ainsi que ceux des 100,000 livres de la moitié réservée, qui sont dûs à commencer du 1er juillet dernier, après quoi il ne sera pris sur le produit desdits droits de 2 sols pour livre que ladite somme de 100,000 livres annuellement, et le surplus payé à Martin Girard, pour parfaire les 1,200,000 livres du prix de l'abonnement pendant six années des droits rétablis dans ladite Généralité.

Ordonne Sa Majesté que ladite somme de 100,000 livres destinée annuellement aux besoins des hôpitaux, ensemble lesdits arrérages échus depuis le 1er octobre 1722, seront remis à Martin Girard, ses commis et préposez, sur leurs simples quittances, par les receveurs, commis, préposez et autres à la perception dudit droit de 2 sols pour livre, au moyen desquelles ils en demeureront bien et valablement quittes et déchargez, pour, par ledit Martin Girard et préposez, en compter ainsi qu'il est ordonné par l'arrest du Conseil du 3 octobre dernier.

Ordonne Sa Majesté que, sur le recouvrement qui sera fait desdits 175,000 livres d'arrérages, les acquéreurs d'aucuns desdits offices qui ont été vendus dans ladite Généralité de Bordeaux seront payez par ledit Martin Girard, des gages qui peuvent leur estre dûs, jusqu'au jour de la suppression desdits offices, suivant la liquidation qui sera faite desdits gages sur le pied du denier cinquante, ainsi qu'il est ordonné par les arrests rendus en conséquence.

Enjoint Sa Majesté au sieur Boucher, commissaire départy en ladite Généralité de Bordeaux, de tenir la main à l'exécution du présent arrest, qui sera lu, publié et affiché partout où besoin sera, et exécuté nonobstant opposition ou empêchement généralement quelconques, dont, si aucuns interviennent, Sa Majesté s'en réserve la connaissance, et à son Conseil, et icelle interdite à toutes ses Cours et autres juges.

Fait au Conseil d'État du Roy, Sa Majesté y étant, tenu à Versailles, le 8e jour de janvier 1725.—Signé : PHÉLIPPEAUX, et scellé. — Pour le Roy : Collationné à l'original par nous, écuyer, conseiller-secrétaire du Roy, maison, couronne de France et de ses finances.

Nº 2. (A. D.)

Extrait du Registre S *des délibérations de la Chambre de commerce de Guyenne.* — **Sols pour livre.**

Registre B des délibérations. — 1723. — Fol. 176, verso.

I. Arrêt du Conseil du 17 mai qui commue les droits de 40 sols par tonneau et 3 livres par pièce d'eau-de-vie aux 2 sols pour livre de tous les droits qui se perçoivent dans les bureaux des fermes de la Généralité de Bordeaux sur toutes sortes de marchandises entrant et sortant par lesdits bureaux ; même sur les 4 sols pour livre qui se lèvent outre et pardessus le principal des droits. Ordonne Sa Majesté que la levée desdits 2 sols pour livre sera continuée jusqu'à concurrence de ce qui reste dû de la somme de 1,200,000 livres demandée par Sa Majesté pour l'extinction des droits attribués aux courtiers, jaugeurs et inspecteurs des boucheries. Veut et entend Sa Majesté que lorsque ladite somme de 1,200,000 livres aura été levée et payée entre les mains de Martin Girard, la levée desdits 2 sols pour livre cesse et soit éteinte, et que les habitants des ville et Généralité de Bordeaux soient bien et valablement quittes et déchargés tant de la somme de 1,200,000 livres, que des droits des dits courtiers, jaugeurs et inspecteurs de boucheries et de boissons.

L'ambassadeur de Hollande, etc.

Registre C des délibérations. — 1727. — Fol. 16, recto.

II. Messieurs les Jurats prient la Chambre de leur communiquer un arrêt du Conseil en vertu duquel on perçoit au bureau, depuis le premier février, 1 sol pour livre sur toutes sortes de marchandises entrant et sortant, outre et par dessus les 2 sols pour livre, et encore les 4 sols pour livre qui se lèvent pour satisfaire au payement des sommes dues par la ville pour le droit de confirmation à cause du joyeux avénement de Sa Majesté à la couronne; pour la suppression du titre de Receveurs des deniers patrimoniaux d'octroi et d'autres : le provenu duquel sol doit être employé pour accélérer le payement desdites sommes.

Registre C des délibérations. — 1730. — Fol. 83, et fol. 84, recto.

III. M. Ribail, directeur, représente qu'il avait souvent été parlé dans la Chambre de l'imposition de 3 sols pour livre établie sur les droits d'entrée et de sortie des marchandises; que l'on était souvent convenu du tort que ce droit apportait au commerce par le surhaussement des droits et par la différence qui en résultait d'avec les prix que coûtaient les marchandises dans les provinces voisines;

que, comme il était informé que toutes les sommes pour lesquelles ce droit avait été établi et continué étaient remplies, il estimait qu'il est temps que la Chambre se montrât, et fît les démarches nécessaires pour parvenir à l'extinction de ce nouveau droit, si fatal au commerce, et notamment au débit des vins et eaux-de-vie ; sur quoi, délibéré qu'on en conférerait avec Messieurs les Jurats.

Il est convenu avec Messieurs les Jurats qu'ils présenteraient un placet pour l'extinction de ce droit, et que la Chambre, de son côté, écrirait à son député pour faire en sorte de faire cesser cette imposition.

Registre C des délibérations. — 1733. — Fol. 162, verso.

V. Assemblée de Messieurs les Directeurs et Jurats chez Monsieur l'Intendant, qui leur dit que, comme il devait être pris annuellement 308,000 livres, savoir : 200,000 livres annexées aux fermes de Sa majesté, 100,000 livres pour les hôpitaux et 8,000 livres pour l'inspecteur des manufactures, il fallait chercher des fonds pour y satisfaire.

Après mûre délibération, il est convenu que les 300,000 livres seraient acquittées par la continuation de 2 sols pour livre, et, qu'à l'égard du 3e sol, on en demanderait au Conseil la suppression.

N° 3. (A. D.)

Extrait d'une lettre *adressée à M. de Tourny, intendant de Bordeaux.*

A Bordeaux, le 6 août 1757.

.... Le nouvel établissement, pour contenir les filles de mauvaise vie, éprouve tous les jours de grandes contradictions. Il est pourtant nécessaire qu'il ait son exécution. Je n'en ai point écrit depuis longtemps à M. le comte de Saint-Florentin; il m'a paru qu'il était dans de bonnes intentions; mais sur ce qu'il me manda que le Roi n'accorderait pourtant pas de lettres patentes, à moins qu'il n'y eût des fonds suffisants, j'ai toujours attendu, pour les solliciter, qu'il y eût dans cet objet quelques sommes dont on pût disposer. Il paraît que nous pouvons compter sur 5 ou 6,000 livres; s'il y avait quelque certitude pour les lettres patentes, il y a apparence que les personnes qui les désirent donneraient.

Quoi qu'il en soit, vous sentez mieux que personne la nécessité d'une maison de force dans cette ville, et j'ai tout lieu de croire que vous voudrez bien seconder une aussi bonne œuvre. Le Parlement murmure déjà de l'irrégularité des renfermements, et il a été jugé dernièrement un procès en Tournelle, dont la communication m'a été ordonnée, à l'occasion d'une déposition qu'a rendue une de ces filles, qu'on dit être détenue dans la maison de force établie à Saint-Seurin. Je suspendrai mes conclusions jusqu'à votre retour. Je l'attends avec bien de l'impatience; et je vous prie de croire qu'on ne saurait rien ajouter aux sentiments respectueux avec lesquels j'ai l'honneur d'être, etc. Signé : DUVIGIER.

N° 1. (A. H. V.*)

Délibération de MM. les Jurats. — Du 2 décembre 1757.

Sur ce qui a été représenté par le procureur sindic de la ville..

Que la ville, pour faire construire cette maison de force capable de contenir au moins soixante filles de mauvaise vie, avec des infirmeries pour les hommes et les femmes infectées de maux vénériens, et des logements pour les chirurgiens et autres personnes nécessaires au traitement de ces maladies, ou pour veiller au bon ordre qui doit régner dans une pareille maison, pourrait y destiner un terrain qui lui appartient, près la place de Berry, de cinquante-deux toises de longueur sur quarante-huit de largeur, qu'elle céderait à cet effet;

Qu'à la vérité, ce serait peu d'avoir l'emplacement sans avoir en même temps tous les fonds nécessaires pour le bâtir, et le secours annuel de quelque somme pour fournir aux frais de la nourriture des personnes renfermées, à l'entretien des infirmeries, et au payement des chirurgiens et autres employés au traitement des malades;

Que les dépenses considérables que la ville a déjà fait pour sa décoration et pour l'utilité et la commodité de ses habitants, la mettent hors d'état de pouvoir de longtems prendre sur ses revenus ordinaires la dépense nécessaire pour un établissement que les maux et les désordres auxquels il doit remédier rend chaque jour plus instant;

Que, dans ces circonstances, il y a tout lieu d'espérer que Sa Majesté, à qui cette capitale d'une des plus belles pro-

* Archives de l'Hôtel de Ville.

vinces du royaume a parû mériter une attention particulière, *soit par les embellissements dont elle a permis de la décorer du produit de ses revenus ordinaires, soit par les établissements qu'elle a ordonné sur les fonds des 3 sols pour livre qui se perçoivent sur les marchandises entrantes et sortantes par les ports de la Généralité, ne sera pas moins favorable à l'égard de celui dont il s'agit auquel une portion des 3 sols pour livre ne saurait être plus utilement employée, puisque ce fonds, qui provient du commerce, deviendra par cet employ très-avantageux à ce même commerce à qui il conservera nombre de sujets* utiles à la navigation qui, faute de secours et des soulagements qu'ils trouveraient dans cette maison, périssent misérablement à la fleur de leur âge par les suites funestes des désordres dont cette maison peut seule arrêter le cours ;

Que, pour parvenir à l'exécution d'un projet aussi intéressant, lui qui parle a fait dresser le plan dudit terrein et fait dresser un devis des ouvrages à faire pour la construction de la maison et logement en question, qu'il remet sur le bureau ;

Qu'à ces fins, Sa Majesté sera très-humblement suppliée de permettre que les deniers nécessaires pour laditte construction soient pris du produit des 3 sols pour livre, de la même manière qu'il en a été uzé par raport aux autres établissements, ensemble une somme annuelle qu'il plaira à Sa Majesté de fixer, qui, jointe au produit des ouvrages auxquels on occupera les personnes renfermées qui seront en état de travailler, et à celui des amendes de police dont l'application avait toujours été prononcée au profit des hôpitaux, et qu'il sera permis aux jurats d'appliquer en tout ou en partie à l'entretien de l'établissement proposé, poura servir à la nourriture des filles renfermées, à l'entretien des infirmeries et des personnes qui seront prépozées pour le gouvernement de la maison de force et pour y maintenir le bon ordre, de même qu'aux fraix de ceux qui seront employés au traitement des maladies vénériennes, en attendant que, par des lettres patentes, il plaise à Sa Magesté de mettre cette maison en état de recevoir les dons et legs que des personnes charitables pouront avoir intention de lui faire.

Signé : THIBAUT, premier secrétaire de la ville.

Sur quoy, vû le plan du dit terrein situé près la place de Berry, contenant cinquante-deux toises de longueur sur quarante-huit de largeur, ensemble le devis des ouvrages à construire sur icelui pour la maison de force et logements en dépendants, signé du sieur Bonfin, ingénieur de la ville, et remis sur le bureau par le procureur sindic,

Il a été délibéré que la ville cédera ledit terrein pour l'uzage cy dessus, et que Sa Majesté sera suppliée de vouloir bien permettre que les deniers de laditte construction soient fournis du produit des 3 sols pour livre des marchandises entrantes et sortantes par les ports de la Généralité, de la même manière qu'il en a été uzé par raport aux autres établissements qui ont été faits dudit fonds, le tout sur les ordonnances que rendra M. l'Intendant, d'après l'adjudication qui sera faite à l'Hôtel de Ville, au moins disant, en la présence de mondit sieur l'Intendant et de MM. les Jurats, et que pareillement il sera pris sur ledit fonds des 3 sols pour livre une somme annuelle qu'il plaira à Sa Majesté de fixer, laquelle sera payée sur les ordonnances de M. l'Intendant, etc.....

L'intendant sera prié de vouloir bien viser et autoriser la présente délibération, et de l'appuyer auprès du Conseil de tous les moyens que sa religion, son humanité, sa charité toujours ingénieuse à trouver des ressources pour opérer le bien public et le soulagement des misérables pourront lui inspirer.

Signé : PUINT, jurat. — Signé : BRUNAUD, jurat.
Signé : (*Illisible*).

N° 4 bis. (A. H. V.)

Lettres patentes d'établissement d'une Maison de force à Bordeaux.

Du mois de décembre 1757.

LOUIS, par la grace de Dieu, Roi de France et de Navarre : à tous présents et à venir, salut. Les Maire, Sous-Maire et Jurats de notre ville de Bordeaux nous ont très-humblement représenté, qu'ayant à disposer d'un terrain le long de la Plate-forme, près de la nouvelle porte de Berry, ils n'avoient cru en faire un emploi plus utile que de le céder, par une délibération du 2 du présent mois, pour y construire une maison de force, destinée à y renfermer les filles de mauvaise vie, et contenir en même temps des infirmeries, tant pour les hommes que pour les femmes, où l'on guériroit ceux et celles qui seroient attaqués de maux vénériens; que ce double établissement renfermoit, tout à la fois, le moyen de réprimer le désordre, et de pourvoir à la conservation des hommes. Touché de ces vues, qui tendent au bien public, nous aurions déjà accordé une somme de 60,000 livres, une fois payée, pour la construction de ladite maison, et 6,000 livres par an, pour aider à soutenir cet établissement; jusqu'à ce qu'il soit doté par les personnes qui paroissent se porter à y contribuer; et voulant, à cet effet, donner à ladite maison une forme stable, et autoriser les dons et legs qui pourroient lui avoir été faits, ou lui être faits par la suite; pour ces causes, et autres à ce nous mouvant, Nous, de l'avis de notre Conseil, qui a vu ladite délibération des Maire et Jurats de Bordeaux, du 2 décembre 1757, le plan du rez-de-chaussée des bâtiments de la maison de force à construire, le plan du premier étage de ladite maison, et le plan d'élévation, lesdits plans signés Bonfin, inspecteur des travaux de la ville, et Thibaut, procureur-syndic; et le devis desdits ouvrages à faire, aussi signé Bonfin; et de notre grace spéciale, pleine puissance et autorité royale, avons dit et déclaré, et par ces présentes, signées de notre main, disons, déclarons, voulons et nous plaît, qu'il soit incessamment établi dans notre ville de Bordeaux, au lieu appellé la Plate-forme, près la porte Berry, une maison apellée Maison de force, qui sera construite sur le fonds donné par la ville, et icelle régie et gouvernée de la manière qui va être par nous prescrite.

Article Ier. — Ladite maison sera, pour le spirituel, entièrement soumise au sieur archevêque de Bordeaux et à ses grands-vicaires : il choisira le chapelain et les confesseurs; et les administrateurs ne pourront, sans son consentement, admettre ni exclure aucune sœur pour la conduite desdites filles de force.

II. — Les administrateurs, pour le temporel, seront, lesdits sieurs archevêque ou un de ses grands-vicaires, deux desdits sieurs jurats, qui seront choisis par le corps de ville et le procureur-syndic, et deux négocians, qui seront pris dans les anciens directeurs de la Chambre de commerce, et choisis, par les jurats, parmi les citoyens de la ville.

III. — Les administrateurs choisiront, du consentement de l'archevêque, ainsi qu'il est dit ci-dessus, les sœurs qui seront chargées de ladite maison; et le nombre en sera par eux fixé, selon celui des filles de force qui seront renfermées.

IV. — Les administrateurs s'assembleront une fois chaque mois, et feront rendre compte aux sœurs, tant de la dépense de la maison, que de ce qui pourra concerner le traitement desdites filles de force.

V. — Il sera tenu un registre du jour de l'entrée de chaque fille de force, contenant son signalement, l'état de ce qu'elle apportera dans la maison, soit en meubles, linge, hardes ou autrement, les raisons de son renfermement, les causes de sa sortie, et les noms et qualités des personnes auxquelles elle sera remise, et qui se chargeront de sa conduite.

VI. — Lorsqu'une fille aura demeuré un ou deux ans dans la Maison de force, et qu'elle paroîtra repentie de sa mauvaise vie, les administrateurs ordonneront sa sortie; mais ils ne le feront jamais qu'après s'être assurés du lieu où se retirera ladite fille, et avoir cherché à lui procurer une place qui la mette, au moins pour quelque temps, à l'abri de retomber dans de nouvelles fautes.

VII. — Si une fille, après être sortie de la maison sur des apparences de repentir, venoit à être reprise pour la même cause, elle sera renfermée pour le double de temps qu'elle y aura été la première fois; et si cela arrive jusqu'à trois fois, elle y demeurera tout le reste de sa vie.

VIII. — On ne laissera jamais sortir aucune fille de la Maison de force, qu'elle n'ait été parfaitement guérie des maux vénériens, si elle s'étoit trouvée, en y entrant, dans le cas d'en être attaquée.

IX. — Les sœurs chargées de la conduite de ladite maison veilleront à ce que jamais les filles de force ne soient ensemble, qu'aux exercices communs du travail et de la prière; et à cet effet, chacune logera dans un lieu séparé.

X. — Les filles qui conduiront l'hôpital ne pourront jamais être du nombre de celles qui auront été renfermées dans la Maison de force : elles seront toujours choisies, autant que cela se pourra, dans une congrégation approuvée et autorisée par nos lettres patentes.

XI. — Il n'y aura jamais que des filles d'une même congrégation pour conduire ladite Maison de force; et sous elles des sœurs domestiques, afin qu'il ne règne qu'un même esprit dans la maison.

XII. — Les filles de la Maison de force seront principalement employées au travail, de sorte que ce qui en proviendra puisse, en partie, fournir à leur subsistance.

XIII. — S'il y a par la suite de l'excédent sur les revenus de la Maison de force, il sera employé à marier chaque année deux ou trois des filles de force qui auront paru les plus sages.

XIV. — Celles, au contraire, qui, par obstination, refuseront de travailler et d'obéir aux supérieurs, seront mises en prison, au pain et à l'eau; mais cette pénitence, que les supérieurs pourront imposer, ne pourra être prolongée au delà de huit jours, sans l'avis des administrateurs.

XV. — Les filles qui devront passer par les remedes seront séparées des autres jusqu'au temps de leur guérison.

XVI. — Toutes les filles de force seront habillées uniformément, d'un drap de bure fort grossier; et elles seront nourries de façon qu'elles n'aient que le nécessaire.

XVII. — On ne recevra point dans la Maison de force les filles qui viendront se présenter d'elles-mêmes, mais uniquement celles qui, par un désordre bien marqué, et une persévérance scandaleuse dans le crime, auront mérité ce châtiment.

XVIII. — Le nombre des filles de la Maison de force sera fixé à soixante. L'on y renfermera, par préférence, les filles ou femmes de la ville, sans cependant que la naissance hors de ladite ville, et même du diocèse, soit une raison suffisante pour empêcher qu'on n'en renferme d'autres.

XIX. — Il sera permis aux administrateurs d'acquérir jusqu'à concurrence de 20,000 livres par an : leur permettons, à cet effet, de recevoir les dons et legs jusqu'à concurrence de ladite somme, et confirmons tous lesdits dons et legs qui pourroient déjà avoir été faits à ladite maison : comme aussi permettons auxdits jurats d'appliquer, en tout ou partie, au profit de ladite maison, les amendes qui seront prononcées par la police.

XX. — Nous avons amorti et amortissons le fonds sur lequel ladite maison doit être bâtie, lequel est désigné dans ladite délibération des jurats ; et en *considération du don et de l'abandon qu'ils ont fait dudit terrein,* les jurats y auront toute inspection relative à la police dont ils sont chargés, leur attribuant, par rapport au renfermement des filles dans ladite maison, les mêmes droits et les mêmes fonctions qu'aux lieutenants généraux de police, même à l'égard des filles de cette qualité qui habiteroient ou seroient trouvées dans la sauvetat de Saint-André et dans le faubourg Saint-Seurin de ladite ville de Bordeaux : Si donnons en mandement à nos amés et féaux les gens tenant notre Cour de Parlement de Guyenne, que ces présentes ils aient à faire enregistrer, et du contenu en icelles jouir et user ladite Maison de force pleinement et paisiblement et perpétuellement, cessant et faisant cesser tous troubles et empêchements contraires; CAR TEL EST NOTRE PLAISIR. Et afin que ce soit chose ferme et stable à toujours, nous avons fait mettre notre scel à ces présentes.

Donné à Versailles, au mois de décembre, l'an de grace 1757, et de notre regne le 43e.

Signé : LOUIS.

No 5. (A. H. V.)

Extraits de dix délibérations des jurats *intéressant la propriété de l'Asile des aliénées.* — 1757-1776.

2 décembre 1758. — Délibération par laquelle MM. les Jurats, vu le plan d'un terrain situé près la place de Berry, contenant cinquante-deux toises de longueur sur quarante-huit de largeur, ensemble les devis des ouvrages à construire sur icelui pour la Maison de force et logement en dépendant, signé du sieur Bonfin, ingénieur de la ville, ont arrêté que la ville cédera le dit terrain pour l'usage cy-dessus, et que Sa Majesté sera suppliée de vouloir bien permettre que les deniers de la dite construction soient fournis du produit *des trois sols pour livres des marchandises entrantes et sortantes par les ponts de la Généralité, de la même manière qu'il en a été usé pour les autres établissements qui ont été faits du dit fonds, le tout sur les ordonnances que rendra M. l'Intendant d'après l'adjudication qui sera faite à* l'Hôtel de Ville, au moins disant, en la présence de M. l'Intendant et de MM. les Jurats, et que pareillement il sera pris sur ledit fonds de

trois sols pour livre une somme annuelle qu'il plaira à Sa Majesté de fixer, *laquelle sera payée sur les ordonnances de M. l'Intendant*, et qui, jointes au produit des ouvrages qui pourront se faire dans la maison en question et à partie des amendes de la police qu'il sera permis aux jurats de prononcer au profit de ladite maison, de même qu'ils l'ont fait précédemment en faveur des autres hôpitaux, suivant leurs besoins plus ou moins pressants, pourra fournir à la dépense et nourriture des filles renfermées et des personnes qui veilleront à leur conduite, à l'entretien des infirmeries, et aux frais des chirurgiens et autres chargés du traitement des maladies vénériennes, jusqu'à ce que, par des lettres patentes qu'il plaira à Sa Majesté d'accorder pour mettre cette maison en état de recevoir les dons et legs que des personnes charitables auront intention de lui faire, elle se trouve suffisamment dotée. (Inventaire sommaire de 1751, fol. 113.)

Au même fol. 113, il se trouve une copie de la susdite délibération, collée au registre, laquelle *est visée et autorisée de M. de Tourny, intendant.*

11 avril 1758. — En conséquence des lettres patentes, portant établissement d'une Maison de force à Bordeaux, données à Versailles au mois de décembre 1757, enregistrées au Parlement le 11 mars dernier, MM. les Jurats ont nommé MM. de Galatheau, Duranteau, jurats, et Thibaud, procureur syndic de la ville, commissaires pour le bureau qui sera établi dans ladite Maison de force, et, à l'instant, ils ont aussi nommé MM. Barreyre, écuyer citoyen et juge de la Bourse, et Descamps, citoyen, pour administrateurs de ladite Maison de force, et le sieur Duprat, notaire de cette ville, pour greffier dudit bureau; lesquels dits sieurs Barreyre, Descamps et Duprat s'étant rendus

à l'Hôtel de Ville, ont prêté le serment en leur dite qualité. (Fol. 140.)

25 juillet 1759. — M. l'Intendant est prié de solliciter de la bonté du Roy le remboursement de la somme de 22,000 livres, retenue par le fermier de la ville, pour le relâchement de la moitié des droits sur les grains, qui avait été accordé par délibération du 24 novembre dernier, laquelle somme sera emploïée à finir l'hôpital dépendant de la nouvelle Maison de force, destiné pour la guérison des maladies vénériennes des soldats et des matelots. (Fol. 114.)

20 décembre 1759. — Réglement au sujet des vins de la sénéchaussée, portant :

Art. 28. — Toutes les confiscations et amendes qui seront prononcées dans les cas de contravention au présent réglement, seront appliquées, moitié aux dénonciateurs et moitié à la Maison de force. (Fol. 161.)

4 janvier 1760. — Délibération visée de M. Boutin, intendant, portant *que sans tirer à conséquence,* et *par charité* pour la Maison de force, il sera expédié, en faveur du sieur Barreyre, un mandement de la somme de 4,311 liv. pour l'acquit des avances faites par ledit sieur Barreyre, administrateur de ladite Maison, et employées à des réparations de la Maison de force provisionnelle. (Fol. 163.)

5 mars 1765. — Délibération de MM. les Jurats, par laquelle ils nomment M. Caila, actuellement jurat, administrateur de la Maison de force, au lieu et place de feu sieur Barreyre. (Fol. 145 v°.)

28 février 1767. — Vu la délibération de MM. les Administrateurs de la Maison de force, ainsi qu'un mémoire

détaillé de l'état de vétusté et de dépérissement du logement servant actuellement de Maison de force, dans l'enclos d'Arnaud Guiraud ;

MM. les Jurats estiment que, pour parvenir aux vues d'agrandissement et de réédification de ladite Maison de force, dont les bâtiments actuels tombent en ruines et sont insuffisants, ils céderont le terrain nécessaire pour la construction des nouveaux édifices projetés, sous la retenue des droits de justice et de fief, lequel terrain sera pris sur l'étendue de l'enclos d'Arnaud Guiraud, sur les échoppes qui en dépendent et sur les environs, en remplacement desquels *la ville reprendra l'entier terrain qu'elle avait précédemment concédé pour la construction d'une maison de force, au lieu autrefois la Plate-forme, et qu'il lui sera libre de profiter des bâtiments qui y ont déjà été construits à cet effet ; et que pour procurer dès à présent la réédification de la partie des bâtiments les plus indispensables pour l'exécution de laquelle les administrateurs se conformeront au plan* remis sur le bureau et signé *ne varietur*, MM. les Jurats désirent fort ardemment que le bureau d'administration de l'hôpital de la Maison de force obtienne du Roy un secours de la somme de 60,000 livres sur la caisse de 2 sols pour livre. (Fol. 71 et 72.)

5 mai 1769. — MM. les Jurats, Conseillers de ville et Notables étant assemblés :

Il a été délibéré de donner en échange des bâtiments ci-devant destinés à l'établissement d'une Maison de force, au lieu de la Plate-forme, un terrain suffisant, situé dans l'enclos d'Arnaud Guiraud, dont la valeur, jointe avec les dépenses à faire pour les bâtiments, soit de 60,000 livres. En conséquence, pour avoir plus d'argent à employer à la construction des bâtiments, l'emplacement cédé par la ville n'a été évalué que 12,000 livres, et il a été décidé que la ville donnerait les 48,000 livres restantes à fur et à mesure des progrès de la construction desdits bâtiments. (Fol. 160 v°.)

5 juin 1769. — MM. les Jurats se sont rendus à la Maison de force pour poser la première pierre du bâtiment qui doit être fait, et il a été délibéré qu'il sera placé au-dessus de la principale porte d'entrée de cette maison, et en dehors, une pierre en marbre sur laquelle sera gravé cette époque et les noms de MM. les Jurats lors en charge. (Fol. 173 r°.)

16 décembre 1776. — Délibération de MM. les Jurats, par laquelle ils consentent que la demoiselle Rose Luga fasse bâtir à ses frais, à gauche de la porte d'entrée de la Maison de force, deux loges de six pieds et demi de long sur six pieds de large, pour y faire transférer deux de ses sœurs tombées en démence depuis longtemps que les religieuses de la Magdelaine ne veulent plus garder dans leur couvent. (Fol. 135 v°.)

N° 5 bis. (A. D.)

Monsieur,

Sur le compte que j'ai rendu en jurade de ce qui fut arrêté hier chez vous, concernant l'établissement de la Maison de force, nous avons fait réflexion que le Parlement, qui ne doit pas y avoir grande part, ne manquera pas de faire là-dessus toutes les difficultés qui pourront avoir la moindre apparence, que le renfermement des personnes pourra seul fournir matière à différents incidents capables de nous embarrasser et de retarder nos opérations; nous avons cru qu'il serait aisé de prévenir cela en ajoutant au projet des lettres patentes une clause par laquelle Sa Majesté nous donnerait, relativement à cet objet, les mêmes pouvoirs et la même attribution qu'a le lieutenant général de police. J'ai cru devoir vous faire part de cette réflexion pour la soumettre à vos lumières, et je pense que vous trouverez l'addition importante, ou même nécessaire pour remplir pleinement l'objet de l'établissement, du moins en ce qui nous concerne, et que les réglements faits par la Maison de force de Paris, et le pouvoir de la police, à cet égard, nous devenant communs, nous n'aurons plus à craindre d'embarras ou de difficultés dans l'exécution.

Je suis avec respect, Monsieur, votre très-humble et très-obéissant serviteur.

Signé : DURANTEAU.

Le 3 décembre 1757.

No 6. (A. D.)

Extrait des Registres du Conseil d'État. — 27 décembre 1757.

Le Roy étant informé que la ville de Bordeaux, à laquelle Sa Majesté a donné jusqu'à présent une attention particulière soit par les embellissements qu'elle y a ordonnés et qui touchent à leur perfection, soit par les différents établissements qui y ont déjà été faits, n'a point de Maison de force pour y renfermer les filles et femmes de mauvaise vie, et qu'elle manque aussi d'infirmeries pour y procurer à ceux et à celles dont la santé se trouve dérangée par les suites d'une conduite déréglée les secours qu'on ne peut refuser à l'humanité; et Sa Majesté, considérant l'utilité et la nécessité d'une maison propre à ces différents usages, elle a jugé que, de tous les fonds qu'elle pourrait y destiner, il n'y en avait pas de plus convenables que ceux provenant des 3 sols pour livre qui se lèvent sur les marchandises entrantes et sortantes par les ports de la Généralité de Bordeaux, attendu que le produit en a toujours été affecté aux ouvrages publics de cette ville. Sa Majesté a aussi considéré qu'il s'agit d'un objet de police, qui ne peut être rempli qu'autant qu'il y aura des fonds suffisants pour y pourvoir à la subsistance des filles et femmes renfermées, dont les familles ne pourront point payer de pensions, et qu'il est en même temps nécessaire de pourvoir aux frais de l'infirmerie;

Vu la délibération prise, le 2 décembre 1757, par les maire, sous-maire et jurats de Bordeaux, par laquelle cette ville cède le terrain nécessaire pour l'établissement en question, en suppliant Sa Majesté de consentir à ce que les deniers de la construction soient pris sur le produit des 3 sols pour livre, ainsi et de la même manière qu'il en a été usé par rapport aux autres édifices dont la dépense a été assignée sur ce fonds, en vertu des ordonnances du sieur Intendant et Commissaire départi dans la Généralité de Bordeaux, et des adjudications par lui faites en présence des jurats de ladite ville, ordonner qu'il sera pris sur le produit desdits 3 sols pour livre telle somme annuelle qu'il plaira à Sa Majesté de régler, pour être payée de même sur les ordonnances dudit sieur Intendant et Commissaire départi, et servir, conjointement avec ce qui proviendra des ouvrages que pourront faire les personnes renfermées dans la maison, et avec partie des amendes de la police, aux différentes dépenses de ladite maison, ainsi que l'on a fait précédemment en faveur des hôpitaux; le tout jusqu'à ce que ladite maison soit suffisamment dotée par les libéralités des personnes charitables qui favorisent cet établissement; et Sa Majesté désirant sur le tout expliquer ses intentions;

Vu, sur ce, l'avis du sieur Aubert de Tourny, intendant et commissaire départi en la Généralité de Bordeaux;

Ouy le rapport du sieur de Boullongne, conseiller ordinaire au Conseil royal, contrôleur général des finances;

Le Roy, étant en son Conseil, a homologué et autorisé, homologue et autorise la délibération prise par les maire, sous-maire et jurats de la ville de Bordeaux, le 2 décembre 1757; en conséquence, ordonne Sa Majesté qu'il sera incessamment pris dans la caisse des 3 sols pour livre, qui se lèvent et perçoivent sur les marchandises entrantes et sortantes par les ports de la Généralité de Bordeaux, la somme de *soixante mille livres*, une fois payée, pour servir à construire, sur le terrain cédé par ladite ville à cet effet, une Maison de force capable de contenir au moins soixante filles ou femmes renfermées, et des infirmeries convenables, ainsi que les logements nécessaires pour les chirurgiens, médecins ou autres personnes utiles à un pareil établissement; veut aussi Sa Majesté qu'il soit pris annuellement, sur le même fonds, une somme de *six mille livres* pour aider au soutien de cette maison jusqu'à ce qu'elle ait été suffisamment dotée; enjoint au sieur Intendant à Bordeaux de tenir la main à l'exécution du présent arrêt, sur lequel seront, si besoin est, toutes lettres nécessaires expédiées.

Fait au Conseil d'État du Roy, Sa Majesté y étant, tenu à Versailles, le vingt-septième jour de décembre 1757.

Signé : PHELIPPEAUX.

Claude-Louis-Aubert de Tourny, chevalier, seigneur de Lambroise, Lemesnil, Pierrefite, Mezet et autres lieux, conseiller du Roy en ses Conseils, maître des requêtes ordinaire de son hôtel, conseiller d'honneur au Parlement de Bordeaux et au Grand-Conseil, intendant de justice, police et finances de la Généralité de Bordeaux,

Vu l'arrêt du Conseil d'État du Roy cy-dessus, en date du 27 décembre 1757,

Nous ordonnons que ledit arrêt du Conseil sera exécuté selon sa forme et teneur.

Fait à Bordeaux, ce 26 janvier 1758.

Signé : Aubert de TOURNY.

Par Monseigneur. Signé : DU CHESNE.

No 7. (A. D.)

A M. le marquis de Tourny.

Bordeaux, le 20 mai 1758.

Sur les instances, Monsieur, que j'avais faites au juge de Saint-Seurin, et persuadé qu'il fût, comme je l'étais aussi, que les portes de la Maison de force lui seraient ouvertes, il s'y transporta hier pour la troisième fois, pour prendre la déposition de la nommée Reynaude, accompagné du procureur d'office, du greffier, et de deux prévôts ou huissiers, suppôts de sa juridiction, ceux-ci ayant leurs bandolières sous leurs habits. Mais, soit que la supérieure eût des ordres secrets de ne point recevoir ces officiers dans cet appareil, ou par d'autres raisons particulières, elle refusa de nouveau d'ouvrir les portes, malgré les représentations qu'on lui fit qu'on n'avait d'autre objet que d'exécuter l'arrêt du Parlement, qu'on lui montra et exhiba plusieurs fois. Elle persista toujours dans son refus, et le juge de Saint-Seurin fut encore obligé de se retirer sans rien faire, après toutes fois en avoir dressé son procès-verbal, qu'on ne saurait s'empêcher de remettre sous les yeux du Parlement bientôt après sa rentrée; et je prévois que les différents refus de la supérieure de la Maison de force ne seront pas favorablement accueillis.

J'aurais fort désiré éviter un éclat dans une affaire de cette nature, mais il sera bien difficile, et je ne saurais plus proposer aux officiers de Saint-Seurin de se transporter, si ce n'est en conséquence d'un second arrêt du Parlement qui les puisse mettre à même de remplir leur mission.

J'ai l'honneur d'être, avec un respectueux attachement, Monsieur, votre très-humble et très-obéissant serviteur.

Signé : DUVIGIER.

N° 8. (A. D.)

Lettre *adressée à M. Duchêne, secrétaire de l'intendant de Guienne.*

A Paris, le 19 mars 1759.

Par arrêt du Conseil, du 27 décembre 1757, le Roi a permis de prendre sur la caisse des 2 sols pour livre jusqu'à concurrence de la somme de 60,000 livres, pour la construction de la Maison de force à Bordeaux. Il a déjà été payé plusieurs à-comptes sur mes ordonnances, et comme j'ai lieu de craindre qu'il ne vienne peut-être quelque chose qui empêche de retirer le surplus, au besoin, je pense qu'il serait à propos de le prévoir. En conséquence, je vous prie d'examiner avec le caissier de M. Gaulard, ou le sieur Bonfin, les sommes qui ont été payées à compte desdites 60,000 livres, et de m'envoyer d'abord après une ordonnance pour faire payer le surplus entre les mains du sieur Cholet, trésorier de la ville, qui ensuite recevra mes ordres pour payer les ouvrages à fur et à mesure de leur avancement. Vous sentez qu'il est prudent de prendre ce parti pour ne pas laisser ces travaux en souffrance, dans le cas où l'argent qui y est destiné pourrait être détourné.

Je suis, Monsieur, votre très-dévoué serviteur.

Signé : DE TOURNY.

MAISON DE FORCE.

Payements faits au sieur Bonfin, savoir :

Ordonnance du 10 novembre 1757	25,000l
Autre du 24 novembre 1758	8,000
Autre du 3 février 1759	3,000
Autre du 16 mars 1759	3,000
	39,000l
Ordonnance du 24 mars 1759, au profit du sieur Cholet, pour en faire l'emploi sur les ordonnances de M. l'Intendant	21,000l

Monsieur,

Voici la note des payements qui ont été faits à compte

de la Maison de force, pour la construction de laquelle il a été permis, par arrêt du Conseil, de prendre 60,000 livres sur la caisse des 2 sols par livre, au moyen de quoi il ne reste à payer que 21,000 livres pour remplir cet objet.

J'ai l'honneur d'être, avec une très-respectueuse considération, Monsieur, votre très-humble et très-obéissant serviteur.

Signé : BIEVRE.

Ce 24 mars 1759.

N° 9. (A. D.)

État *des pailles et marchandises achetées par le sieur Jonquis, par ordre de Mgr l'Intendant, pour la Maison de force des pauvres d'Arnaud Guiraud*, du 8 octobre 1758, savoir :

1° A Aniche, pour 18 gros faix de paille, à raison de 10 sols pièce	9l	»s	»d
Pour cinq voitures de paille, une de	4	10	»
Deux de 3 livres 12 sols pièce	7	4	»
Et deux de 3 livres 15 sols pièce	7	10	»
A M. Lagarde, pour 140 aulnes de toile à faire des paillasses, à 15 sols l'aulne	105	»	»
Plus, pour 42 aulnes de toile large pour chemises de femme	67	4	»
32 aulnes de toile pour supplément de paillasses, à 15 sols l'aulne	24	»	»
Pour 29 chemises d'homme, à 52 sols	75	»	»
Pour 7 autres, à 50 sols	17	10	»
A reporter	316l	18s	»d

Report.	316l 18s »d
24 paires de culottes de toile, à raison de 28 sols pièce	32 12 »
15 aulnes de toile blanche pour des mouchoirs de femme, à 27 sols l'aulne	20 5 »
115 3/4 aulnes d'étoffe pour robes, à 46 sols l'aulne	266 4 6
2 douzaines de peignes, à 16 sols la douzaine.	1 12 »
	637l 11s 6d

N° 10. (A. D.)

Mémoire pour la Maison de force établie à Bordeaux.

A MM. Boutin, intendant.

Quelques personnes zélées pour la religion et pour le bien public, avec le secours de la police et de la charité des fidèles, renfermèrent dans une maison à loyer, au faubourg Saint-Seurin, des filles dont la prostitution était un scandale public.

Le succès fit désirer l'établissement d'une Maison de force; on obtint du Roi la somme de 60,000 livres pour la construction de la maison, et, dans la suite, Sa Majesté accorda d'autres sommes pour le même objet.

Par lettres patentes du mois de décembre 1757, enregistrées au Parlement de Bordeaux le 18 février 1758, il est ordonné qu'il soit incessamment établi dans la ville de Bordeaux, au lieu appelé la Plate-forme, près la nouvelle porte de Berry, une maison appelée Maison de force, qui sera construite sur le fonds donné par la ville, par la délibération des maire et jurats de Bordeaux, du 2 décembre 1757, et suivant les plans arrêtés, visés dans les lettres patentes, ainsi que la délibération.

En attendant que la maison fût construite, l'établissement fut transféré du faubourg Saint-Seurin dans les édifices appartenant à la ville et qu'il occupe actuellement, y prit une forme publique avec un bureau d'administration dont l'ordre est réglé par les lettres patentes.

Le mauvais et insuffisant état de ces logements déterminera à y faire tout de suite les réparations, changements et augmentations nécessaires et agréés par feu M. de Tourny fils, intendant, qui promit d'en faire payer le montant par la ville, et pour lequel il a depuis donné un mandat sur le trésorier de la ville de la somme de 4,300 livres. Ce mandat n'est pas encore acquitté, malgré les soins et les sollicitations des administrateurs de la Maison de force.

Cette maison, destinée à renfermer les filles de mauvaise vie et à la guérison des maladies vénériennes, doit pourvoir à la nourriture, entretien et guérison d'environ soixante personnes, savoir : un aumonier et confesseur, douze sœurs et environ cinquante filles qui, étant presque toutes infectées de maladies vénériennes, ne peuvent être renvoyées avant d'être guéries.

La dépense nécessaire, suivant l'état ci-joint, est, par an, de la somme de 9,500 livres ; elle était plus considérable avant que MM. les Intendants envoyassent des fèves, qui font la nourriture ordinaire des filles renfermées.

Les revenus fixes et casuels, suivant le même état, sont, par année, de la somme de 7,500 livres.

La maison doit à différents créanciers, suivant le même état, la somme de 8,598 livres 12 sols 3 deniers.

Les édifices que la Maison de force occupe par provision ont besoin de plusieurs réparations urgentes.

D'ailleurs, le sieur Laporte, maître en chirurgie, depuis l'établissement de cette maison, donne gratuitement ses soins pour les malades, et en particulier pour la guérison des maladies vénériennes; le Bureau d'administration a toujours été satisfait de ses soins et de son assiduité auprès des malades de la maison ; mais cette maison est actuellement dans l'impossibilité de payer les honoraires que le sieur Laporte demande pour un emploi qui exige de fréquentes visites des malades qui sont sans cesse et en nombre dans cette maison.

Dans ces circonstances, le Bureau d'administration de la Maison de force prie M. Boutin, intendant,

1o De procurer l'exécution des dons du Roi et des lettres patentes de Sa Majesté pour la construction de la Maison de force, et, en attendant, de procurer les réparations nécessaires de la maison actuelle;

2o De procurer à la Maison de force les moyens de payer ses créanciers, qui refusent un plus long et un plus grand crédit;

3o De procurer à cette maison le payement du mandat de la somme de 4,300 livres par le trésorier de la ville;

4o De procurer à cette maison le titre et le payement de la somme de 2,000 livres par an, pendant quatre années, obtenue par feu M. de Tourny fils, intendant, sur la caisse des 2 sols pour livre ; comme aussi d'obtenir que la même somme, même plus grande, soit accordée chaque année jusques à ce que cette maison ait acquis, ainsi qu'elle y est autorisée par les lettres patentes, des revenus suffisants pour pourvoir à toutes ses charges, et en particulier pour payer au sieur Laporte un honoraire et pensions convenables.

Du 3 août 1761.

Estimation de la dépense de la Maison de force de cette ville pour un an, pour M. l'Aumônier, 12 sœurs, et 47 filles, ensemble 60 personnes, savoir :

1. Pour pain, à une livre et demie par chaque jour, cela fait 90 livres, au plus haut prix à 2 sols la livre, monte 9 livres par jour, et par an.........	3,285l
Il faut observer que depuis le 1er juillet 1760 qu'on donne des fèves, selon le compte du boulanger, la dépense du pain ne va qu'aux environs de..........	2,500
2. La viande, selon le compte du boucher, soit pour la maison que pour les bouillons des malades, aux environs de..........	1,500
3. Pour la dépense journalière et courante de tous les besoins de la maison, à l'exception du bois, les étoffes pour habiller les sœurs et filles, ainsi que le linge, les remèdes et le vin, environ	3,000
4. Le bois pour le chauffage.	
5. L'étoffe pour habiller les sœurs et filles.	
6. Le linge indispensable pour l'usage de la maison.	
7. Le compte des remèdes chez l'apothicaire.	
8. Le vin qu'on peut avoir besoin d'acheter.	
Ces cinq derniers articles aux environs de.....	2,500
	9,500l

9. Le chirurgien qui demande des appointements, ayant servi jusqu'à présent *pro rege*.

Pour payer ce que dessus :

1. Il nous est accordé annuellement, suivant l'arrêt d'État du 27 décembre 1757, sur la caisse

des 3 sols pour livre des marchandises entrantes et sortantes dans la Généralité de Bordeaux, et les lettres patentes du mois de décembre 1757, la somme de.. 6,000l

2. Les ouvrages des sœurs et filles, dans ce misérable temps, vont aux environs de............ 800

3. La quête du jeudi-saint, aux environs de... 200

4. Les amendes, aux environs de................ 500

7,500l

Du 3 août 1761.

État de ce que doit la Maison de force de Bordeaux, par comptes.

	l	s	d
Au sieur Desbats, pour le bois de charpente, etc.	592	14	»
Au sieur Sansenné, pour 200 bouteilles...	51	4	»
A Mme Cayeux, pour toiles	155	14	9
Aux sieurs Duclerc et Ce, pour étoffes....	1,472	17	6
Au sieur Alphonse, apothicaire	657	12	»
A Mme Lagarde, pour linge, etc	974	11	6
Au potier de terre	83	6	»
Au sieur Laboitière, pour étoffes. 107l 16s Déduit pour façon de 6 chemises. 15 »	92	16	»
Au sieur Ferrand, menuisier	382	»	»
Au sieur Vielement, serrurier	23	3	»
Au sieur Jayer, serrurier	154	11	»
Au sieur Montalban, pour bois	309	»	»
Au boucher, environ	2,800	»	»
Au boucher, environ	500	»	»
A Mme Cormane	71	2	6
A la sœur Jeanne, pour avances qu'elle a fait pour la maison	287	»	»
	8,598	12	3

N° 11. (A. D.)

Extrait *du Registre des délibérations du Bureau d'administration de la Maison de force de Bordeaux.*

Du lundi 2 décembre 1765.

Le bureau a été tenu par MM. Boudin, vicaire-général, président; de Camiran, écuyer, jurat; Barreyre, avocat, jurat; Caïla, jurat citoyen; Tranchère, procureur syndic de la ville, et Decamp, citoyen, administrateurs.

Sur le rapport qui a été fait que le dépérissement journalier de santé et les risques de mort éprouvés bien des fois dans cet hôpital, tant pour les personnes qui y sont renfermées, que pour celles préposées à leur garde et conduite, par le défaut de salubrité qui provient de l'insuffisance, du délabrement et de la déperition absolue des bâtiments destinés à leur usage, ayant été pris depuis longtemps par le Bureau dans la plus forte considération, le Bureau avait dû concevoir l'espérance que ses représentations à cet égard, portant sur les vues du plus fort intérêt de l'humanité, auraient déjà fait entreprendre une augmentation des édifices les plus urgents et fait obtenir de la ville les secours destinés et proportionnés à l'importance de l'objet; mais que le Bureau ne pouvant aujourd'hui méconnaître que si les intentions du corps de ville à ce sujet sont entièrement conformes à la nécessité des besoins exposés, l'impuissance absolue d'en fournir les fonds de dépenses en est de même démontrée par une situation de gêne qui ne lui permet de donner aucun secours prompt;

Que, dans cet état, les accidents que le Bureau a cherché à prévenir par le zèle de ses représentations se sont depuis considérablement accrus, et sont enfin parvenus au point qu'ils risquent de consommer d'une manière irréparable la désertion générale de cet hôpital, qui est cependant le seul dans la ville qui puisse servir de frein contre la corruption générale des mœurs et la prostitution publique; qu'il ne reste, par conséquent, dans la conjoncture présente, que la seule alternative ou d'abandonner entièrement et de détruire cet hôpital, qui serait de tous les malheurs le pire, ou de solliciter et d'obtenir la promptitude des secours nécessaires pour le faire subsister par la réédification et l'augmentation des bâtiments et terrains nécessaires à sa destination; que dans cet objet, le Bureau a sollicité de MM. les Jurats la levée d'un plan relatif, qui a été tracé, de leur consentement, par l'inspecteur et architecte des travaux de la ville, et que ce plan, tel qu'il est, se trouve réduit au pur nécessaire et dégagé de toute dépense superflue d'embellissement ou de décoration.

Sur quoi, le Bureau, vû ledit plan présenté par le sieur Bonfin, inspecteur susdit, d'après l'examen des besoins indispensables de la maison, a unanimement approuvé ledit plan; en conséquence et unanimement a délibéré qu'il en sera fait trois copies : l'une pour rester en dépôt au Bureau; la seconde, pour être remise à l'Hôtel de Ville; et la troisième, envoyée à M. le Contrôleur général, à l'effet de solliciter de son zèle et de son amour pour le bien public les secours nécessaires à l'exécution qui en est absolument indispensable; qu'à ces fins, le bureau sollicitera de Mgr l'Archevêque, de M. l'Intendant et du corps de ville de joindre, auprès du Ministre, leurs représentations à celles du Bureau, dans l'objet d'une plus prompte réussite.

Signé : Boudin, vic. gén., et du greffier soussigné.

Délivré à M. Boudin, vicaire général du diocèse, par la

conseiller du Roi, notaire à Bordeaux, soussigné, greffier dudit Bureau, le 2 mars 1767.

Signé : SÉJOURNÉ.

N° 12. (A. D.)

Estimation de la dépense de la Maison de force de Bordeaux, par année, *soit pour l'aumônier-confesseur, 12 sœurs, que pour 60 filles pénitentes, portée par les lettres patentes du mois de décembre 1757, enregistrées au Parlement le 11 mars 1758.*

Du 13 décembre 1765.

DÉPENSE.

1. Pour les gages de l'aumônier et confesseur, fonds de 6,000 livres, à rente	300l
2. Pour le pain, environ..............................	3,000
3. En viande, tant pour la maison que pour les maladies vénériennes..............................	2,500
4. Pour la dépense journalière, soit lard, graisse, que pour le maigre, en huile, et autres fournitures concernant le détail de ladite maison.	3,000
5. Pour l'entretien des douze sœurs, réglé, par an..	770
6. Pour l'habillement des filles pénitentes, en bure, linge, bas, pantoufles et autres choses indispensables..	1,200
7. Pour le linge pour la maison, le fil pour les ouvrages et l'entretien pour la chapelle.......	1,000
8. Pour les remèdes de l'apothicaire................	400
A reporter..............................	12,170l

Report	12,170l
9. Pour bois et charbon	1,230
10. Pour les gages du maître chirurgien	150
11. Pour le vin qu'on a besoin d'acheter	450
	14,000l

Les REVENUS de ladite Maison consistent, savoir :

1. Un contrat de 4,000 livres sur la Maison de ville de Libourne, fondation affectée à M. l'aumônier, rente	200l
2. Autre contrat de 2,000 livres sur la maison de M. Senel, fondation affectée à M. l'aumônier.	100
3. Une rente par arrêt du Conseil d'État, du 25 décembre 1757, par lequel Sa Majesté a permis de prendre dans la caisse des 3 sols pour livre, qui se perçoivent sur les marchandises entrantes et sortantes par les ports de la Généralité de Bordeaux, qu'on reçoit par demi-année et d'avance	6,000
4. Une rente par testament de la demoiselle Laission, du 2 novembre 1760, sur le capital de 600 livres	30
5. Autre rente par testament sur 600 livres, placées sur l'hôpital Saint-Louis de cette ville, du 5 avril 1764	30
6. Les ouvrages des sœurs et filles pénitentes, environ	800
7. Les quêtes des jeudi et vendredi-saint, et les charités, environ	240
8. Les amendes de MM. les maire, lieutenant de maire et jurats, environ	600
	8,000l

N° 13. (A. D.)

Extrait *du Registre des délibérations du Bureau d'administration de la Maison de force de Bordeaux.*

Du 24 février 1767.

Le bureau a été tenu par M. Boudin, vicaire-général, président; MM. le baron Dambrus, écuyer, jurat; Renard, avocat, jurat; Tranchère, procureur syndic de la ville, et Caïla, citoyen, administrateurs.

M. le Président ayant représenté la copie de la délibération que le corps de ville propose de souscrire d'après l'invitation qui lui en a été faite par le Bureau, dans l'objet de donner le nouveau terrain et maisons nécessaires pour parvenir à la réédification des bâtiments d'indispensable nécessité à cet hôpital;

Lecture faite de la copie de ladite délibération, de laquelle il résulte : 1° Que le corps de ville estime que le moyen de parvenir plus utilement et à moindres frais à l'édification projetée des bâtiments indispensables de cet hôpital, est de procurer l'exécution du plan arrêté, *ne varietur,* qui a été communiqué à MM. les Maire et Jurats; — 2° que, pour donner les moyens de l'exécution de ce plan, le corps de ville propose de donner à titre de concession le nouveau terrain jugé le plus convenable à la destination proposée, à la charge de reprendre le premier terrain concédé à cet effet par la ville, dans le lieu appelé la Plate-forme, ainsi que les bâtiments élevés sur ce même local; — 3° que le corps de ville désire ardemment que, pour subvenir aux premiers frais de l'exécution des bâtiments projetés dans le nouveau local, MM. les Administrateurs obtiennent du Roi, sur la caisse des 2 sols pour livre, une somme de 60,000 livres pour les dépenses des bâtiments les plus indispensables;

Sur ce, ... a été dit que, comme lors du projet de l'établissement d'une maison de force en cette ville, MM. les Maire et Jurats auraient concédé, dans le lieu appelé la Plate-forme, le terrain nécessaire à cet usage, cette concession aurait été autorisée par lettres patentes du mois de décembre 1757, enregistrées au département le 18 février suivant, et que, dans la suite, il aurait été entrepris et élevé sur ce terrain divers bâtiments dont l'ensemble, n'étant encore qu'ébauché et loin de sa perfection, se trouverait impropre à leur usage, quand même il y aurait la ressource des fonds ou sommes qui manquent au contraire pour pouvoir jamais espérer de les finir; et, par ces considérations, le Bureau, après avoir mûrement examiné toutes choses, a délibéré de donner son entière adhésion et consentement à l'exécution de la délibération de MM. les Jurats, ainsi qu'à toutes les conditions y énoncées, consentant à cet effet qu'au moyen du nouveau terrain qui sera donné par MM. les Maire et Jurats, en conséquence de leur délibération, la ville puisse reprendre à son profit l'ancien local par elle concédé dans le lieu appelé la Plateforme, comme de disposer en pleine propriété des bâtiments commencés et imparfaits qui se trouvent élevés sur ce même local; et que, de plus, MM. les Jurats seront priés de seconder les vues du Bureau en sollicitant du Roi le don de la somme de 60,000 livres sur la caisse des 2 sols pour livre, en remplacement de pareille somme accordée par Sa Majesté *sur la même caisse, et déjà employée dans les bâtiments commencés à élever sur l'ancien local de la Plate-forme, sans la participation de l'Hôtel de Ville ni du Bureau.* Et au moyen de tout ce que dessus, il a été délibéré d'écrire à Mgr l'Archevêque et à M. l'Intendant, pour réclamer d'eux leurs bons offices auprès de M. le Contrôleur général pour l'obtention du don du Roi, de 60,000 livres sur la caisse des 2 sols pour livre, comme aussi de donner à MM. les Maire et Jurats une expédition en forme de la présente délibération.

Signé : BOUDIN, vicaire général, et du greffier, soussigné.

Délivré à M. Boudin, vicaire général du diocèse, par le conseiller du Roi, notaire à Bordeaux, soussigné, greffier du dit Bureau, le 2 mars 1767.

Signé : SÉJOURNÉ.

N° 14. (A. D.)

Mémoire *pour l'hôpital de la Maison de force de Bordeaux.* — 1767.

Cet hôpital sert à renfermer les filles de mauvaise vie et à les guérir des maux vénériens qui sont la suite de leur libertinage.

Le double motif de cette destination doit convaincre de la nécessité absolue de son établissement et de sa durée dans une ville qui, indépendamment qu'elle est aujourd'hui une des plus peuplées du royaume, se trouve d'ailleurs la plus considérable de toutes les villes maritimes et la plus exposée par conséquent, sous ce double rapport, à l'excès de la corruption des mœurs et de tous les désordres de santé qui en sont les suites nécessaires, en infectant de proche en proche du poison de la mort toutes les sources de la vie.

Pour remédier à ces malheurs, déjà parvenus au comble avant cet établissement, la ville de Bordeaux concéda, en 1757, un terrain qui parut alors le plus convenable à établir cet hôpital; et le Roi, s'étant déterminé à assigner une somme de 60,000 livres pour les bâtiments, lui donna ensuite une existence légale par ses lettres patentes du mois de décembre, enregistrées au Parlement.

Mais comme l'exécution des bâtiments pouvait être tardive, et que le mal porté au dernier période était pressant, il fallut d'avance remédier d'une manière provisoire au renfermement des filles prostituées et à leur guérison.

Dans cet objet, la ville désigna de vieilles échoppes et anciens magasins qu'elle avait dans le clos appelé d'Arnaud Guiraud, où, après quelques réparations uniquement relatives à l'attente prochaine de la construction qui devait s'effectuer sur un autre local, on commença à renfermer et guérir les filles de mauvaise vie.

Tout imparfait qu'était cet établissement provisionnel, dans un local resserré et dans de vieux bâtiments peu propres à cette destination, l'effet en fut bientôt sensible par la diminution du progrès du libertinage.

Mais, par malheur, l'événement n'a que trop justifié les alarmes de la lenteur des bâtiments qui devaient se construire, puisque, après y avoir dépensé non-seulement les 60,000 livres assignées par le Roi, mais encore plus de 40,000 livres prises à la charge des revenus de la ville, l'état des bâtiments entrepris exigeant encore une dépense de plus de 80,000 livres, à laquelle la ville se trouve dans l'impuissance de pourvoir, la continuation de tous les travaux fut arrêtée au mois de septembre 1760, parce qu'on reconnut alors que non-seulement les dépenses étaient trop excessives, mais que d'ailleurs tous ces bâtiments étaient mal disposés, surtout pour les infirmeries, qui étaient dans un quartier trop rapproché de l'intérieur de la ville, et ne donnaient, avec des bâtiments immenses, aucune des commodités relatives à l'objet de leur destination. Enfin, il fut alors, comme il l'a toujours été depuis, reconnu qu'il n'était pas possible d'y établir cet hôpital.

Ce n'était cependant que pour deux années, tout au plus, que l'on avait établi provisoirement la Maison de force dans les masures du clos d'Arnaud Guiraud, et, dans cette idée, on avait eu attention de n'y faire que très-peu de dépenses, prévoyant bien qu'il était de toute impossibilité que cet établissement pût subsister plus longtemps dans un local si étroit, si mal bâti et si peu convenable aux vues du bien public qui en étaient le motif; mais, au lieu de deux ans, l'on est parvenu, au contraire, à l'expiration de la huitième année de l'existence de cet hôpital, dans un état d'où il résulte des effets opposés aux principes de l'humanité qui en ont déterminé la fondation.

1° On ne peut pas donner le nom d'infirmerie aux bâtiments qui en tiennent lieu. Ce ne sont que des chambres basses, resserrées et humides où non-seulement les filles atteintes de mal ne peuvent pas guérir, mais où elles sont, au contraire, dévouées au risque fréquent d'y trouver la mort.

2° Les filles qui ne sont attaquées d'aucun mal, quand elles entrent dans la maison, y tombent bientôt malades, faute de la salubrité de l'air, ou par les risques continuels de la contagion qu'on y respire.

3° Les sœurs qui veillent au bon ordre sont continuellement malades, et ne peuvent se remettre par l'obligation de se tenir non-seulement dans les salles d'exercice, qui ne reçoivent de jour que d'un côté et par de petites ouvertures, mais encore d'être confondues, faute de chambres, dans le dortoir où couchent les filles, lequel n'est éclairé que par une seule fenêtre et par deux lucarnes dans la charpente, et n'a d'ailleurs que onze pieds d'élévation.

Enfin, les vieilles échoppes et magasins réunis ensemble, qui composent provisoirement cet hôpital actuel, sont dans un état de la plus grande dépérition, menacent d'une chute prochaine, tous les murs étant totalement lézardés, fendus et en surplomb, ainsi que la charpente qui en est totalement pourrie.

Il est donc de la dernière nécessité ou de s'occuper incessamment de la construction d'une nouvelle maison, ou de s'attendre à l'obligation forcée d'abandonner cet hôpital, y ayant un risque évident d'y demeurer, même en y faisant des réparations, ces masures n'en étant aucunement susceptibles.

Les administrateurs, instruits, par l'expérience du passé, des présages du succès de l'avenir, se pénètrent de la nécessité absolue de conserver dans une ville maritime considérable et fort peuplée une maison de force capable d'arrêter le crime et de mettre des bornes au dérèglement des mœurs, puisqu'elle a déjà produit le plus grand bien en évitant le cours de la plus grande partie du mal.

Dans l'objet de la solidité et de tous les avantages de l'établissement, le Bureau d'administration a regardé le clos d'Arnaud Guiraud comme le terrain le plus propre à y construire une nouvelle maison, soit à cause de sa bonne exposition, soit par rapport à sa distance convenable de la ville, et à la faculté de prendre suffisamment du terrain pour former des avant-cours, cours intérieures, cours des infirmeries et un grand jardin. Ce clos contient près de 8,900 toises carrées, sur lesquelles il n'y a que quelques mauvais magasins et quarante-sept échoppes en bordures, dont tout le terrain intermédiaire est vide de bâtiments.

Les plans qui viennent d'être nouvellement levés renferment tous les objets nécessaires et indispensables à une maison de force dont les besoins ont été économiquement combinés. Les infirmeries et les cours sont disposées de manière à ne pas craindre le défaut d'air dans les salles d'exercices et dortoirs.

Les infirmeries pour les maladies vénériennes sont séparées du corps de la maison par une cour qui leur sera particulière, et la hauteur des étages sera de 15 et 16 pieds pour donner de l'espace au mauvais air qui sera aisément chassé par les jours qu'il y aura des deux côtés dans chaque salle.

Le plan général du clos d'Arnaud Guiraud, qui sera joint au présent mémoire, désigne, par les différentes couleurs et tables des renvois, les magasins et échoppes qui en forment la clôture, et l'étendue de la maison de force actuelle, ainsi que le projet de position de la nouvelle qui en ferait partie, serait édifiée sur le terrain de l'ancienne.

La totalité du terrain qu'elle occupera sera de 3,100 toises carrées, savoir : 1,090 toises en cours et bâtiments, 1,820 toises en un grand jardin, et 200 toises en un autre petit jardin par le côté, afin d'isoler cette maison et de l'éloigner des corderies que l'on est dans le dessein d'établir sur partie dudit clos.

L'objet de neuf corderies que la ville pourra former suivant la nouvelle disposition du terrain dudit clos d'Arnaud Guiraud démontre un bénéfice considérable pour la ville, puisque, outre l'avantage de bâtir une maison de force, ces corderies produiront trois fois autant que les échoppes qu'on ne peut louer qu'à de pauvres gens qui ne payent pas le quart des loyers, lesquels, le plus souvent, se consomment pour les réparations indispensables. Il est donc aisé de se persuader qu'il résultera un bien infini, dans l'intérêt même de la ville, pour lequel le Bureau d'administration de cet hôpital espère, avec la plus respectueuse confiance, l'autorisation par lettres patentes qu'il en sollicite de la bonté du Roi.

Dans cet objet, le Bureau joint au plan général les plans particuliers de distribution du rez-de-chaussée et premier étage, ainsi que les plans d'élévation, coupes, profils, et les devis estimatifs de la dépense.

L'objet en paraît trop considérable pour y pourvoir dans ce premier moment ; mais le plan est disposé de façon qu'il peut s'exécuter par parties, et on se proposerait de bâtir, dans cette année, la portion des bâtiments désignée sur le plan lavée en jaune, dont la dépense pourra monter à la somme de 59,500 livres, suivant le devis particulier joint au plan.

Mais la ville et l'hôpital étant hors d'état de pourvoir à un objet de dépense qui cependant ne peut se différer, le Bureau d'administration espère que M. le Contrôleur général voudra bien autoriser la ville tant à faire cession du terrain nécessaire, qu'à y employer la somme de 59,500 livres qui sera prise sur la caisse des 2 sols pour livre.

No **15**. (A. D.)

Messieurs les Administrateurs de la Maison de force.

A Paris, ce 16 août 1760.

J'ai obtenu, Messieurs, de M. le Contrôleur général, qu'il serait pris, pendant quatre années, sur la caisse des 2 sols pour livre des marchandises entrantes et sortantes par les ports de la Généralité de Bordeaux, la somme de

2,000 livres, chaque année, pour aider la Maison de force dans la dépense qu'elle fera, etc...

Je compte que ce supplément de secours vous fera plaisir.

Il me semble, Messieurs, par ce qui m'est revenu souvent, qu'on s'était, en quelque occasion, trop pressé de faire sortir des filles renfermées dans cette maison.

Je crois devoir vous observer qu'il serait important de ne donner la liberté qu'à celles qui auront témoigné de l'amendement, c'est même l'esprit des lettres patentes; sans quoi il serait difficile de les corriger tant qu'elles auront l'espérance d'être bientôt mises dehors.

J'ai l'honneur d'être, etc.

No 15 bis. (A. D.)

Copie *de la lettre écrite par M. le comte d'Argenson à M. de Tourny, le 23 février 1754.*

Vous avez, Monsieur, fait part à mon neveu du projet que vous avez formé pour l'agrandissement de la ville de Bordeaux, entre le chemin de Bayonne et le château du Hâ. D'après le compte qu'il en a rendu au Roi, Sa Majesté a trouvé bon que vous fissiez démolir dans cette partie, comme vous le désirez, le mur de la ville et le rempart qui est derrière.

Je suis, etc.

Signé : DE PAULMY, pour mon oncle qui ne peut pas signer aujourd'hui. — Pour copie. Signé : DE TOURNY.

N° 15 ter. (A. D.)

Chronique.

Les habitants, sous les ordres des jurats, formèrent la Plate-forme qu'on vient d'aplanir.

La ville a toujours fait les réparations des boulevards et des murs.

En 1527, le boulevard de Sainte-Croix, bâti aux frais publics et à la diligence des maires et jurats.

1608. Les jurats donnèrent aux pères Minimes la place où est leur couvent, joignant le château du Hâ.

1617. Une grande brêche du mur Sainte-Eulalie, près du château du Hâ, réparée par la ville.

Le jardinier de la ville a toujours eu soin des arbres qui étaient sur le terrain qu'on vient d'aplanir.

Les troupes bourgeoises y ont toujours fait la patrouille.

N° 16. (A. H. V.)

Extrait *d'une lettre de M. Rochemore écrite à M. de Tourny, intendant de Bordeaux.*

A Bordeaux, le 10 février 1759.

Le Roy, qui autorise la ville par arrest à construire la Maison de force, n'est bon que pour la permission de l'employ des deniers, et non pour désigner la place dont il n'est pas en droit, ny ayant que le ministre qui peut le faire; qu'on a déjà fondé une aisle de ce bâtiment, à

40 toises du château du Hâ, et une autre est élevée et couverte à 100 toises.

Qu'il s'en faut de beaucoup que ce bâtiment soit au-delà des limites de l'ordonnance qui défend de bâtir plus près de 500 toises.

Que si les jurats luy avaient parlé avant que de commencer, il les aurait avertis.

Qu'il ne peut laisser continuer sans la permission du ministre; qu'il en va rendre compte à M. de Touros, directeur, dont il suivra les ordres.

Que le terrain n'appartient pas aux jurats; que c'était un reste de fortification qui ne pouvait qu'appartenir au Roy.

Que la Maison de force est plus élevée que le château qui découvrait la plaine de ce côté; qu'il sera présentement masqué et dominé quoiqu'il convienne que le château du Hâ soit d'une ancienne deffense.

N° 17. (A. D.)

Monsieur de Tourny, intendant.

A Dacqs, le 17 février 1759.

J'ai reçu, Monsieur, la lettre que vous m'avez fait l'honneur de m'écrire le 16 de ce mois, au sujet de la maison de force que le roi a permis à la ville de Bordeaux de faire bâtir sur un emplacement formé de celui où était l'ancienne Plate-forme, vis-à-vis le château du Hâ.

M. de Rochemore m'a fait part de ce bâtiment qu'on y élève, et qu'il avait donné ordre de le suspendre jusqu'à ce qu'il m'en ait rendu compte, ce qu'il a fait sans m'expliquer si ce bâtiment était en dedans ou en dehors de la ville; ce qui a fait que je l'ai prié de m'envoyer un bout de plan du local, pour que j'aie à en rendre compte au ministre, s'il en était nécessaire. Mais suivant, Monsieur, ce que vous me faites celui de me mander, je vois que c'est dans l'emplacement de l'ancienne Plate-forme joignant le fossé du château du Hâ, dont j'ai reçu l'ordre du ministre, il y a aux environs de quatre ou cinq ans, d'y laisser construire les bâtiments civils que monsieur votre père a proposé d'y faire faire.

Maintenant, Monsieur, que je suis au fait, j'écris par cet ordinaire à M. de Rochemore de laisser continuer ce bâtiment, et vous prie d'être persuadé que je rechercherai toujours avec empressement les occasions de mériter de votre part la même estime et marque d'amitié dont monsieur votre père m'a honoré, et que vous avez eu la bonté de me témoigner anciennement.

J'ai l'honneur d'être, avec un très-respectueux attachement, Monsieur, votre très-humble et très-obéissant serviteur.

Signé : TOUROS.

N° 18. (A. D.)

Ordonnances de paiement. — Intendance.

Caisse des 2 sols pour livre. (N° 10.)

Le sieur Doazan est chargé de ladite caisse.

N° 1. Jérôme Mille. (Remise à lui-même le 25 janvier 1777.) — Ordonnance du 10 janvier 1777, en faveur du nommé Jérôme Mille, pour le soin qu'il a pris des cheminées de l'hôtel de l'Intendance, pendant les années

1774, 1775 et 1776, à raison de 24 livres par chaque année.. 72l »s »d

N° 2. M. Dorgemont. (Remise à lui-même ledit jour.) — Autre dudit jour, en faveur du sieur Dorgemont, inspecteur de la Manufacture de cette Généralité, pour ses appointements et logement pour le quartier du mois d'octobre dernier, à raison de 2,600 livres par an............................ 650 » »

N° 3. Le sieur Mourlan. (Envoyée au sieur Mathison le 25 janvier.) — Autre du 16 dudit, en faveur du sieur Mourlan, préposé pour recevoir les fonds destinés à la construction de l'église paroissiale de Saint-Nicolas de Nérac, pour la première année.................. 5,000 » »

Nota. Il a été accordé, le 19 mars 1776, une somme de 20,000 livres pour quatre années.

N° 4. Le sieur Broucaret. (Envoyée à lui-même le 24 janvier.) — Autre du 24 dudit, en faveur du sieur Broucaret, premier commis de M. le Contrôleur général, pour une année échue le 31 décembre dernier, de la pension annuelle à lui accordée................ 1,200 » »

N° 5. M. le marquis du Lyon. (Envoyée à lui-même le 7 février.) — Autre du 30 dudit, en faveur du sieur marquis du Lyon, pour six mois d'avance du loyer de son hôtel, situé à Bordeaux, rue des Grandes-Carmélites, qui écherront le 15 avril prochain.................. 2,250 » »

N° 6. Le sieur Belleyme. (M. Chauveton l'a retenue à Paris.) — Autre du 6 février, en faveur du sieur Belleyme, géographe, employé aux opérations de la carte de Guyenne, savoir : Pour complément de ses appointements des mois de juillet, août et septembre dernier, 75 livres; d'octobre, novembre et décembre, id. à 2,100 livres par an, 525 livres, et pour son remboursement des avances qu'il a faites au sieur Bourgouin, graveur, 107 livres 13 sols. Ensemble lesdites sommes à .... 707 13 »

N° 7. L'hôpital des Enfants-Trouvés. (Envoyée à M. Copmartin le 12 février.) — Autre du même jour, au nom des administrateurs des Enfants-Trouvés de cette ville, pour une année échue le 31 décembre dernier, de la pension annuelle accordée par le Roi, sur la caisse, en faveur de cet hôpital .... 6,000 » »

N° 8. La Maison de force. (Envoyée à M. Copmartin le 20 dudit.) — Autre du 12 mars, au nom du sieur Cheyron, sindic administrateur de la Maison de force de Bordeaux, pour six mois échus, le 24 février dernier, de la pension de 6,000 livres, accordée par le Roi sur ladite caisse, pour l'entretien de ladite maison. .... 3,000 » »

N° 9. Le sieur Douin. (Remise à M. Mel Fontenoy, suivant l'usage, le 20 mars. (Autre dudit jour, au profit du sieur Douin, pour la gratification annuelle à lui accordée, échue le 1er janvier dernier. .... 3,000 » »

N° 10. M. le marquis de Fumel. (Retenue à Paris pour la remettre à la partie intéressée.) — Autre dudit jour, au profit du sieur marquis de Fumel, pour son logement, en qualité de lieutenant de Roi de la ville de Bordeaux, pendant l'année 1776................ 1,200 » »

N° 11. M. Dorgemont. (Remise à lui-même le 30 avril.) — Autre du 26 avril 1777, en faveur du sieur Dorgemont, inspecteur des Manufactures de cette Généralité, pour ses appointements et logement pendant les mois de janvier, février, mars et avril derniers, à raison de 2,600 livres par an...................... 866 13 4

N° 12. M. de la Caze fils. (Envoyée à lui-même.) — Autre du même jour, en faveur de M. de la Caze fils, premier président au Parlement de Pau, pour six mois, échus au 1er de ce mois, de la pension de 2,000 livres qui lui a été accordée par Sa Majesté.......... 1,000 » »

N° 13. Le sieur Borda. (Remise à lui-même, à Paris.) — Autre du 18 juin, en faveur du sieur de Borda, receveur général, du droit de 1/2 pour 100 d'occident, chargé de payer les appointements des inspecteurs de commerce du royaume, la somme de 8,000 livres, pour une année, échue le 1er avril dernier, des appointements d'un inspecteur général des Manufactures.................................. 8,000 » »

Autre du 20 juin 1777, etc.

N° 17. Maison de force. (Remise audit sieur Cheyron le 14 août.) — Autre du 12 août, au nom du sieur Cheyron, sindic des administrateurs de la Maison de force de cette ville, pour six mois, qui écherront le 14 du présent mois, de la pension annuelle accordée pour l'entretien de ladite maison .... 3,000 » »

Autre du 1er juillet, etc.

N° 26. Le sieur Daillé. — Autre du 18 août, en faveur du sieur Daillé, ingénieur-géographe, employé aux opérations de la carte de cette province, de la somme de 400 livres, faisant, avec celle de 350 livres qu'il a précédemment reçue, celle de 750 livres pour son travail, à compter du 2 mai dernier jusqu'au 2 octobre prochain......................... 400 » »

Suite de la caisse de 2 sols pour livre.

Ordonnances expédiées en 1778 sur M. Doazan.

N° 4. Maison de force. — Ordonnance du 3 janvier, etc.

Autre du 5 dudit mois de janvier, en faveur du sieur Cheyron, sindic administrateur de la Maison de force de cette ville, pour six mois, qui écherront le 24 février prochain, de la pension annuelle de 6,000 livres accordée par le Roi en faveur de ladite Maison de force.... 3,000 » »

Autre du 25 mars, etc.

Maison de force. (Remise à lui-même, le 30 dudit.) — Ordonnance du 22 août 1778, au nom du sieur Cheyron, sindic administrateur de la Maison de force de Bordeaux, pour six mois, échus le 24 dudit mois, de la pension annuelle de 6,000 livres accordée par le Roi en faveur dudit hôpital............................ 3,000 » »

Autre du 28 août, etc.

N° 19. (A. H. V.)

Extrait *d'un document sans titre, conservé aux archives de la ville* (Série G G, carton « Maison de force »). — Date probable 1792.

4° La Maison de force destinée à renfermer des femmes de mauvaise vie, qui n'en contient à présent que vingt-cinq, et où l'on en a renfermé jusqu'à soixante, n'avait d'autre revenu fixe qu'une somme de 6,000 livres affectée sur une recette connue sous le nom de Caisse des 2 sols pour livre; ses dépenses annuelles ont excédé 15,000 livres.

N° 20. (A. D.) — Date probable 1792.

Maison de force.

1 supérieure, 7 sœurs. — Femmes renfermées, 22; les unes en vertu d'arrêts du Parlement, d'autres en vertu de jugements prévôtaux, et d'autres d'après les délibérations de la municipalité.

Les moyens de la maison consistent en une somme de 6,000 livres de revenu fixe, prise sur la caisse des 2 sols pour livre, qui étaient payées *en vertu* des ordonnances de M. l'Intendant.

Cette maison a encore à répéter d'abord une somme d'environ 2,400 liv., due par la Communauté de Libourne, pour les arrérages d'une rente de 200 liv., au capital de 4,000 liv., léguée à la maison. Ensuite une rente annuelle de 100 liv. établie sur une maison située rue Ségur, possédée par le sieur Pénel, serrurier; et ces 300 liv. sont destinées pour les honoraires d'un aumônier.

La maison ne reçoit que 100 liv. pour la pension d'une des détenues.

No 21. (A. D.)

Bienfaisance. — Liberté, Égalité.

Bordeaux, le 22 ventose an 6 de la République française.

La Commission administrative des hospices du canton de Bordeaux, aux Administrateurs du département.

Citoyens administrateurs,

Au milieu de la pénurie effrayante qu'éprouve la caisse des hospices, il est bien naturel que nous cherchions tous les moyens de pourvoir à leurs besoins.

Il nous semble, citoyens administrateurs, qu'il y en a un assuré de secourir la Maison de correction.

Cette maison ne renferme que des individus condamnés à la détention par jugements criminels.

Ces individus doivent donc être à la charge des frais judiciaires.

Cette maison n'avait autrefois d'autre dotation qu'une somme annuelle de 6,000 liv. que lui payaient les ci-devant jurats, pour l'aider à remplir sa destination primitive, qui était de recevoir les personnes du sexe enfermées momentanément pour cause de mauvaises mœurs.

Dès que cette maison ne sert plus qu'à recevoir des individus condamnés par jugements criminels, il est naturel qu'elle soit alimentée par la caisse affectée aux frais judiciaires.

Permettez-nous, citoyens administrateurs, de recommander particulièrement cet objet à votre attention.

Vous savez combien il est urgent; si vous décidez pour le principe, comme nous l'espérons, nous nous empresserons de mettre sous vos yeux tous les tableaux nécessaires, afin de vous renseigner d'une manière précise sur les besoins de cette maison.

Salut et fraternité.

Signé : B. DUPIN, secrétaire adjoint.

N° 22. (A. H. V.)

DÉPARTEMENT DE LA GIRONDE. — MAIRIE DE LA VILLE DE BORDEAUX.

Notice sur l'Hospice des Aliénés de Bordeaux.

Date probable 1814.

L'Hospice des aliénés de Bordeaux, situé à l'extrémité sud de la ville, et qui se composait autrefois de la réunion de quelques loges mal disposées, n'a été pendant longtemps qu'une sorte de prison, dans laquelle étaient renfermés les aliénés furieux de qui la liberté compromettait la tranquillité publique. Aucun traitement méthodique n'était essayé pour obtenir leur guérison, et, bien loin de là, leur rigoureuse incarcération dans des cellules étroites, peu aérées et malsaines, le manque presque absolu de tous soins de propreté, l'usage d'admettre à de certains jours de la semaine le public dans l'établissement, et mille autres causes qu'il est inutile d'énumérer, aggravaient l'état de ces malheureux.

Lorsque la direction des hospices civils fut confiée à des administrations, celle de Bordeaux chercha, avec la plus active sollicitude, les moyens d'établir convenablement cette partie du service. Assainir le local, construire des loges, établir un système de traitement curatif, le faire concourir au bienfait d'un traitement moral bien dirigé, former un quartier nouveau pour y recevoir les aliénés payant pension, disposer enfin des dortoirs pour y réunir les aliénés convalescents qu'il est nécessaire de séparer des autres : telles sont les principales améliorations que la Commission administrative a successivement introduites dans cet établissement.

Dans son état actuel, l'Hospice des aliénés se compose :

1° Des anciens bâtiments de la Maison de force, dans lesquels on a ménagé, au rez-de-chaussées, les réfectoires, la cuisine principale et ses accessoires, trois dortoirs, la pharmacie, la chapelle, le logement de l'aumônier, et des décharges pour une partie du bois de chauffage et pour le vin. Au premier étage, sont les dortoirs et appartements des dames hospitalières, des séchoirs ou magasins, et des chambres particulières pour ceux des aliénés pensionnaires que, pour cause de santé ou pour tout autre motif, on veut rapprocher du centre du service. — Les dépendances de la Maison de force consistent en un vaste jardin et diverses cours; on trouve, dans celle qui avoisine le plus la cuisine, une belle buanderie avec son lavoir abrité, une boulangerie et des pièces de décharge;

2° Des loges des aliénés formant, au midi de l'hospice, un ensemble de bâtiments séparés de ceux de la Maison de force par une cour ombragée de platanes : ces loges sont disposées en trois cours; au centre de la plus grande est placé l'établissement des bains, avec des lits pour recevoir les aliénés et leur faire prendre du repos au sortir du bain ou de la douche. — Une cuisine particulière, des magasins à bois et des séchoirs sont établis à proximité des loges pour en faciliter le service.

Les aliénés admis dans la maison sont divisés en deux classes séparées :

Les pensionnaires ;

Les indigents.

Cette dernière classe comprend les aliénés appartenant à la ville de Bordeaux, dont le traitement est gratuit (parce que la ville contribue à la dépense des hospices), et ceux étrangers à la ville, mais appartenant au département, et pour lesquels M. le Préfet fait payer, sur les fonds de prisons, une rétribution calculée sur le pied de 1 fr. 40 c. par jour.

Le régime alimentaire diffère entre ces deux classes; mais le régime sanitaire ou médical est le même.

C'est d'après cette division établie entre les individus, qu'on a fixé la destination des cours qui renferment les loges.

Le quartier des indigents occupe la principale; elle est séparée par des constructions et par des grilles de la seconde cour où sont placées les loges des pensionnaires : il serait plus convenable que les grilles fussent remplacées par des clôtures.

Dans l'un et l'autre quartier, c'est aussi des grilles qui séparent le côté des hommes de celui des femmes : ici encore, il vaudrait mieux une clôture en maçonnerie; si le coup-d'œil y perd, on y gagne du côté de l'ordre. La Commission des hospices a le projet de cette amélioration.

La troisième cour, qui est très-petite, ne renferme que six loges destinées aux aliénés furieux et à ceux qui déchirent leurs vêtements et qu'il est nécessaire d'éloigner de la vue des autres insensés : ce sont les anciennes loges de l'hospice et la seule partie conservée de l'établissement primitif.

Les loges sont, dans les deux premiers quartiers, disposées à peu près de la même manière; seulement, chez les pensionnaires, elles sont un peu plus vastes et meublées d'une manière moins simple. Ce nom de loge leur est donné par habitude, mais ce sont réellement des chambres bien saines, élevées au-dessus du sol, ayant une porte qui donne sur les cours, une fenêtre, quelques-unes même une cheminée; chaque loge a une espèce de latrine artificielle, c'est-à-dire que le dessous de la fenêtre présente à l'intérieur un siége à lunette, et qu'au moyen d'une ouverture extérieure, on place sous ce siége un vase que tous les matins les infirmiers enlèvent et nettoient.

Les loges, toujours tenues avec la plus grande propreté, fréquemment blanchies en dedans et en dehors, balayées régulièrement tous les matins, et, en outre, dans la journée quand cela devient nécessaire, ont pour ameublement un lit composé de paillasse, matelas, traversin, draps et couvertures de laine, une table et une chaise.

L'intérieur des cours est planté d'arbres; de vastes salles y sont réservées pour servir de promenoir ou de salles de travail, et il y a dans chaque quartier des cabinets pour les sœurs hospitalières surveillantes et pour les infirmiers et infirmières de service. Les infirmiers ont d'ailleurs des dortoirs particuliers.

Cette disposition du local, tel qu'on vient de le décrire, permettant de laisser aux aliénés une certaine liberté, de tenir les chambres propres et ouvertes, et offrant toujours aux regards de ces infortunés un aspect assez riant, est un des moyens qui secondent le plus efficacement l'application du traitement de l'aliénation.

On réunit, dans les dortoirs communs dont on a parlé, les individus qui ne sont atteints que d'idiotisme, et que l'on peut y placer sans trop d'inconvénients, quand le nombre des loges devient trop petit pour la population de l'hospice. On est obligé, à Bordeaux, de recourir à cette ressource depuis environ dix ans, parce qu'il y a, dans la maison, de 100 à 106 aliénés pour 76 loges.

On peut se faire, d'après ces notes, une idée assez précise du matériel de l'établissement.

Le service, pour une population de 100 aliénés environ, est fait par douze dames hospitalières de la congrégation de Nevers, un aumônier, deux médecins et deux chirurgiens non résidants dans la maison, un préposé aux entrées, un barbier, sept infirmiers et huit infirmières.

Les aliénés font trois repas par jour : le matin, le déjeuné avec du pain seulement; à dîné, la soupe, du pain à discrétion, un verre de vin; le soir, de la viande ou des légumes. Les pensionnaires ont un ordinaire plus recherché et en rapport avec le prix de la pension, qui est fixé à 1,200 francs.

Chaque aliéné mange dans sa chambre aux heures fixées pour les repas, et alors toutes les portes sont fermées. Dans l'intervalle des repas, les aliénés sont libres dans les cours et les promenoirs, à l'exception de ceux qui, pour punition ou pour d'autres causes, sont momentanément retenus dans leur chambre.

Le lever a lieu, en été à cinq heures, à six en hiver; et le coucher à cinq heures et demie du soir en hiver, et à huit heures et demie en été.

Les hommes sont rasés deux fois par semaine.

Tous les aliénés sont changés de linge aussi souvent qu'ils en ont besoin, et baignés pour propreté une fois par mois, outre les bains plus fréquents nécessités, soit par une malpropreté extraordinaire, soit par le traitement.

L'usage des chaînes ou autres moyens de rigueur est proscrit; on y supplée, pour les aliénés qui sont furieux et qui déchirent leurs vêtements, par un gilet *à manche de Pierrot*, que l'on croise pour éviter l'action de leurs mains.

La privation de promenade est un châtiment; la menace

du bain froid inspire une crainte qui, le plus souvent, contient les aliénés. Si ces moyens étaient insuffisants, les infirmiers (qu'il faut prendre, autant que possible, grands, forts et vigoureux) réduiraient l'aliéné à l'obéissance : il est sans exemple dans l'hospice qu'on ait été forcé de recourir à ce moyen; mais il est toujours très-utile que les aliénés voient dans les infirmiers des êtres au-dessus d'eux.

Le système des récompenses est aussi un moyen puissant. On a éprouvé que le travail maintient les insensés dans un état plus calme, et, pour le leur faire aimer, on les fait travailler à titre de récompense; ainsi, un aliéné qui se comporte bien est admis à divers travaux dans la maison, aux ouvrages du jardin, du bois : ceux d'aiguille pour les femmes, aux commissions et transports dans l'intérieur. Ces occupations flattent ces infortunés en même temps qu'elles tournent à l'utilité de la maison, et elles sont payées par des encouragements : un verre de vin, du tabac, l'exemption du manger dans la loge, et la réunion des *bons fous*, pour le repas, dans un réfectoire commun, etc., etc.

On ne se refuse à satisfaire à aucun des goûts que les insensés témoignent; on va jusqu'à leur donner, de temps à autre, du café, du sucre, des confitures, etc., on écoute avec sagesse leurs désirs, et la dépense qui en résulte est très-modique.

Enfin, pour tout dire, les attentions, les prévenances et la douceur toujours soutenues des excellentes sœurs qui dirigent la maison, la manière dont elles se prêtent à tous les caprices, à toutes les faiblesses de ces malheureux; leur dévouement admirable pour tous les genres de soins qu'exige l'état des aliénés, et qui ne peuvent se comparer qu'aux soins rendus à son enfant par la mère la plus attentive, achèvent de compléter ce qui compose le traitement moral de l'aliénation.

Les résultats immédiats de cette partie du traitement sont la tranquillité rendue à tous ces furieux.

Il n'en est pas, quel que soit leur état à leur entrée dans la maison, qu'on ne parvienne à calmer à tel point, qu'avant deux ou trois jours, on les laisse libres dans les cours : on maintient ainsi à plus forte raison, dans un état constamment paisible, ceux de ces infortunés que le traitement méthodique n'a pas rendus à la raison; quelquefois même le traitement moral produit la guérison sans le concours d'aucun autre moyen.

Sous un second point de vue, il prépare les aliénés à être soumis avec succès au traitement méthodique ou direct; et c'est par quelques renseignements sur ce qui compose cette dernière partie du régime curatif, que l'on va terminer cette notice.

Les remèdes employés sont :

La saignée,

Les purgatifs,

Le petit-lait,

Les autres boissons ou tisanes rafraîchissantes pour tenir les évacuations libres,

Les bains,

Et la douche dans le bain, sur la tête.

Ce traitement est suivi au printemps et à l'automne; il est, suivant le tempérament, l'âge et le genre d'aliénation, modifié de tant de diverses manières, qu'il faudrait, pour entrer dans tous les détails, que les habiles praticiens qui le dirigent en fissent un corps d'ouvrage complet.

Les bains ne s'administrent que pendant quarante jours, l'eau en est amortie, le malade y reste deux heures. L'eau de la douche, dont le filet est ménagé d'après la force du sujet, doit tomber sur le crâne, le dessus de la tête ayant été préalablement rasé ; elle doit être froide; sa chute doit être interrompue toutes les deux ou quatre minutes, sans quoi l'aliéné en souffrirait; aussi ne les quitte-t-on pas d'un instant dans toute la durée de cette opération. Le malade est placé pendant la douche dans une baignoire recouverte par deux couvercles à charnière, laissant entre eux la place du col, en sorte que, lorsqu'ils sont fermés et assujettis par des clavettes en fer, il ne peut, par aucun mouvement, se soustraire à l'action de l'eau.

Au sortir du bain ou de la douche, on donne au malade un bouillon ou du vin au sucre, ou quelque autre fortifiant à son goût, après l'avoir d'abord placé et bien couvert dans un lit que l'on a eu la précaution d'échauffer.

Le traitement est essayé, sur chaque aliéné, deux années consécutives; s'il n'a pas produit alors une amélioration telle que la guérison radicale puisse être espérée, on laisse l'infortuné tranquille, et il suit le régime simple de la maison.

En général, on évite pour tous les aliénés les sensations trop vives; on ne permet qu'avec une extrême circonspection l'entrée de l'hospice; cette faveur est presque exclusivement réservée aux étrangers qui le visitent, mais que la Commission n'y admet jamais qu'en très-petite société. Cette mesure, commandée par l'humanité, l'est encore par l'intérêt des familles.

On observe que la douche est un remède violent qui ne doit être administré qu'avec la plus grande circonspection.

No 23. (A. D.)

MINISTÈRE DE L'INTÉRIEUR.

Monsieur le Préfet du département de la Gironde.

Monsieur le Préfet,

J'ai l'honneur de vous transmettre ci-joint l'ampliation d'une ordonnance du Roi, en date du 26 février dernier, qui supprime le Dépôt de mendicité du département de la Gironde, et vous autorise à céder, au nom de ce département, à l'Administration des hospices de Bordeaux, et cette Administration à accepter la propriété de deux bâtiments et de deux cours faisant partie de l'ancien Dépôt de mendicité et contigus à l'Hospice des aliénés, à la charge, par la dite Administration, d'y établir des loges d'aliénés.

Je vous prie de m'accuser réception de cette ordonnance, et de veiller à l'exécution des dispositions qu'elle contient.

Je suis avec la considération la plus distinguée, Monsieur le Préfet, votre très-humble serviteur.

Le Conseiller d'État,
Signé : (Illisible.)

N° 24. (A. D.)

MINISTÈRE DE L'INTÉRIEUR.

Monsieur le comte de Breteuil, préfet de la Gironde.

Paris, le 18 mai 1823.

Monsieur le Préfet,

Votre lettre du 27 avril exprime des regrets de ce que l'ordonnance du 26 février précédent a concédé aux Hospices de Bordeaux la portion restée disponible de l'ancien Dépôt de mendicité, concession qui aurait été faite au grand détriment de l'École secondaire ecclésiastique, déjà établie dans l'autre partie de cet ancien dépôt.

Je partage le juste intérêt que vous inspire cette école; mais, avant de répondre à la proposition que vous faites en sa faveur, je crois devoir entrer dans quelques explications.

Les bâtiments de l'ancien Dépôt de mendicité étant une propriété départementale, il n'en pouvait être disposé que conformément au vœu du Conseil général. Ce Conseil, qui avait donné la première partie de ces bâtiments à l'École ecclésiastique, donnait la seconde aux Hospices dans un but d'humanité que devait respecter le Gouvernement, qui ne pouvait méconnaître ni le droit du département, ni les considérations puissantes attachées soit à la seconde concession, soit à sa comparaison avec la première.

Vous m'aviez, à la vérité, adressé des observations sur la seconde délibération; mais vous êtes l'homme du Gouvernement, et je devais agir d'après le vœu des localités. J'étais d'ailleurs certain que le Conseil général avait connu vos observations avant de délibérer; j'avais la conviction qu'en lui renvoyant l'affaire il ne changerait pas de résolution, et je ne pouvais admettre qu'il eût perdu de vue, dans cette délibération, les intérêts d'une école qu'il avait si puissamment contribué à fonder.

Dans l'état actuel des choses, l'ordonnance du 27 février constitue un droit acquis en faveur des hospices, et, autant par ce motif que par la nature de la décision, elle ne pourrait être révoquée que pour cause d'irrégularité, moyen qui n'existe pas, et modifiée que sur la demande du département et des Hospices.

Mais ces derniers, devenus propriétaires, peuvent rétrocéder à l'École ecclésiastique une partie de la concession, et le Gouvernement approuverait sans doute un tel arrangement qui concilierait des intérêts également respectables. Je dis une partie, parce que M. le comte de Marcellus, qui m'a beaucoup entretenu de cette affaire, est persuadé que cela suffirait au besoin de l'école.

Vous voudriez que la rétrocession fût entière; mais les Hospices y consentiraient-ils? Se contenteraient-ils d'une rente pour paiement? Et d'ailleurs la constitution de cette rente n'éprouverait-elle pas de difficultés?

Je vous ai dit toute ma pensée sur ce qui a été fait et sur ce qui pourrait l'être. Je ne saurais y rien ajouter : je n'ai point d'initiative à prendre. C'est aux établissements intéressés à s'entendre entre eux et à faire les propositions nécessaires; c'est à leurs administrateurs, à l'amour du bien public qui les anime, à en faciliter les moyens. Je répète que le Gouvernement sera disposé à les sanctionner, s'ils lui sont présentés avec le caractère de régularité et de conciliation qu'ils doivent avoir.

Recevez, Monsieur le Préfet, la nouvelle assurance de ma considération la plus distinguée.

Le Ministre secrétaire d'État au département de l'intérieur, Signé : CORBIÈRE.

N° 25. (A. P. *)

COMMISSION ADMINISTRATIVE DES HOSPICES DE BORDEAUX. — 1841.

Mémoire sur l'hospice des Aliénés de Bordeaux.

La Commission administrative des hospices a été invitée par M. le Maire à lui fournir les renseignements qu'elle peut avoir sur l'origine et sur l'agrandissement successif de la maison des aliénés.

Elle a fait soigneusement compulser tous les matériaux qui sont à sa disposition ; et c'est dans la simple forme de notes, sans réflexions ni raisonnements, et seulement comme faits, qu'elle va consigner ci-après les circonstances qui, dans une période de quatre-vingt-quatre ans, lui ont paru se rattacher au sujet indiqué.

Pour ne pas interrompre l'ordre chronologique, nous ferons marcher parallèlement ce qui appartient à l'Hospice même des aliénés, et ce qui touche à un autre établissement, d'abord simplement contigu, mais devenu depuis partie intégrante dudit hospice.

L'origine de l'Hôpital des aliénés proprement dit, ses titres de fondation, les charges sous lesquelles il fut institué, sont complètement inconnus. Les archives des hôpitaux ne fournissent aucune indication à cet égard ; les ouvrages des chroniqueurs n'en donnent pas davantage, ou, du moins, on n'y trouve que des notions vagues et incomplètes.

Son nom d'*Arnaud Guiraud* a donné lieu à diverses conjectures.

* Préfecture.

Un Arnaud Guiraud était archevêque de Bordeaux dans le XIIe siècle ; peut-être en fut-il le premier fondateur.

Arnal, dans ses Chroniques, parle d'un bourdieu acheté en 1551 par un *Arnaud Guiraud*, qui y aurait bâti sa maison. La situation indiquée se rapporte à celle du local de l'hospice.

Le même auteur parle de l'achat de ce bourdieu ou enclos par les jurats, en 1586.

Des traditions populaires attribuent la fondation, comme *hôpital d'aliénés*, à un *Arnaud Guiraud*, marchand, qui vivait vers l'époque où, après la découverte de l'Amérique, les expéditions au long-cours commencèrent à être pratiquées plus habituellement à Bordeaux, c'est-à-dire vers la dernière moitié du XVIe siècle.

Voici la légende : Le marchand Arnaud Guiraud avait mis toute sa fortune sur un navire ; le retour ne s'effectuait pas ; réduit à la misère par ce retard prolongé, Arnaud Guiraud perdit la raison. Le retour inespéré du navire rétablit à la fois l'état de sa fortune et celui de son esprit ; et par compassion pour les malheureux dont lui-même venait d'éprouver le sort, il aurait consacré l'enclos qu'il possédait, le long du grand chemin de Sainte-Eulalie, aux Terres-de-Bordes, et quelques échoppes qui y étaient bâties, à faire un petit hôpital d'aliénés qu'il donna à la ville.

Ces traditions, et la possession non interrompue depuis ces temps reculés, attribuent ainsi à la commune la propriété de l'établissement, et nous aurons à citer plus bas un acte qui confirme ce fait, *que l'enclos d'Arnaud Guiraud appartenait à la ville de Bordeaux.*

Cet hospice était bien incomplet. Il ne se composait que de douze à quinze loges en bois, fermées par des portes à guichet grillé ; ses revenus consistaient dans la location de vingt à vingt-cinq échoppes, dans les aumônes et dans les secours que donnait la ville. Cependant, sous la direction d'un bureau délégué par le corps de ville, on y recueillait les malheureux aliénés qui n'avaient pu trouver d'asile dans les maisons religieuses.

Cela dura ainsi jusqu'à la première Révolution; mais, bien avant cette époque, la Jurade, administration municipale d'alors, avait porté ses sollicitudes sur la nécessité d'un établissement d'une autre nature, mais non moins utile, et dont l'historique, ainsi que nous l'avons déjà dit, se lie à notre sujet.

Dès 1757, en effet, les maire, sous-maire et jurats et le corps de ville ayant reconnu la nécessité, dans l'intérêt des bonnes mœurs et de la santé publique, de créer, à Bordeaux, un asile pour y renfermer au besoin les filles de mauvaise vie et pour y placer des infirmeries pour hommes et femmes atteints du mal vénérien, on y consacra un terrain dont la ville pouvait disposer. Il était situé le long de la plate-forme du fort du Hâ, près de la nouvelle porte de Berry. ★

— Lettres patentes du mois de décembre 1757, qui autorisent à construire cette maison *sur les fonds donnés par la ville*, et qui en arrêtent les statuts, dont voici les principaux : ★

L'administration de cette maison de force est confiée, pour le spirituel, à l'archevêque de Bordeaux, et, pour le temporel, à une Commission administrative composée de l'archevêque ou un de ses grands vicaires, de deux jurats choisis par le corps de ville et le procureur syndic, et de deux négociants citoyens de la ville choisis par les jurats.

Les administrateurs sont autorisés à acquérir jusqu'à concurrence de 20,000 livres par an, par dons, legs, etc., et il est permis aux jurats d'appliquer, au profit de ladite maison, les amendes qui seraient prononcées par la police.

Il est fait en même temps attribution de juridiction en faveur des jurats, quant au renfermement des filles, nonobstant même les priviléges de *sauvetat* de Saint-André et les droits du chapitre de Saint-Seurin.

Pour faciliter cette fondation, le Roi avait autorisé à prendre une somme de 60,000 livres, une fois payée, sur la caisse des *deux sols pour livre*, droit perçu à l'entrée des denrées, plus 6,000 livres par an destinées à aider, à soutenir l'établissement, en attendant qu'il fût doté par les personnes qui paraissaient portées à y contribuer.

Ces ressources se réalisant lentement, la maison n'avait pu encore être conduite à sa perfection, et laissait beaucoup à désirer surtout sous le rapport de la sûreté des clôtures, lorsqu'un incendie, survenu dans la nuit du 20 au 21 janvier 1766, détruisit une partie de ses bâtiments, principalement dans la partie de la lingerie et des lavoirs. Il faut rapporter à cette époque et à cette circonstance la translation, provisoire d'abord, de la population qui l'habitait, dans les constructions et échoppes de l'enclos d'Arnaud Guiraud dont nous avons déjà parlé.

Cette translation devint ensuite définitive. La ville, ayant d'autres projets sur l'emplacement de la rue de Berry où on voulait établir, à portée de la cathédrale, un Petit Séminaire (Saint-Raphael), elle reprit la disposition dudit emplacement et des constructions qui restaient encore debout; mais elle concéda, en même temps, une partie des fonds de l'hôpital d'Arnaud Guiraud, et fournit, pour y construire la nouvelle Maison de force, une somme de 60,000 livres.

L'affectation de ce local, délibérée au Conseil commun de la ville, le 5 mai 1769, est un acte de propriété qui confirme de plus en plus que l'hospice et les terrains de l'enclos d'Arnaud Guiraud appartenaient à la ville.

La somme de 60,000 livres, promise par la commune, fut comptée à M. de Cayla, administrateur, syndic de la maison, par Guy Chollet, trésorier de la ville, savoir :

18,000l	en trois paiements, du 11 mai au 14 octobre 1769.		
6,000	4e à-compte,		25 avril 1770.
6,000	5e	id.	14 juillet 1770.
4,000	6e	id.	10 septembre 1770.
4,000	7e	id.	10 décembre 1770.
3,000	8e	id.	1er février 1771.
7,000	9e	id.	12 mars 1771.
6,000	10e	id.	26 juin 1771.
6,000	11e	id.	7 septembre 1771.
60,000l			

Les bâtiments construits, l'établissement de la Maison de force continua d'être administré sur les errements établis; les membres de l'Administration s'occupant avec zèle des intérêts de la maison, et recevant, dans l'accomplissement de leurs œuvres, de nombreuses marques du concours du corps de ville.

En 1771 notamment, la ville affecta, pour établir une fontaine, un lavoir et d'autres dépendances, 317 toises carrées de terrain qui se trouvaient au-devant du mur de clôture du jardin, vers le grand chemin; destination qui pouvait être donnée au dit terrain, sans que la ville en souffrît (fut-il dit) un notable préjudice, puisqu'il lui resterait encore un emplacement considérable le long du grand chemin. (C'est cet emplacement, dépendant toujours de l'enclos d'Arnaud Guiraud, sur lequel on a construit depuis les loges des femmes payantes.)

— Entre les points qui attirèrent l'attention du Bureau à diverses reprises, se trouve la prétention qu'avaient les autorités supérieures d'envoyer dans la Maison de force (contre sa destination) des pénitentes renfermées par lettre de cachet ou par arrêt du Parlement; on réclama, dans ces circonstances, du Gouvernement, des pensions d'entretien, ou la prestation du pain des prisonniers, pour toutes les personnes qui seraient ainsi renfermées en vertu d'ordres émanés d'ailleurs que des *magistrats municipaux de la ville*.

— On arriva jusques à la fin de 1791, les deux établissements contigus étant dirigés et administrés comme il vient d'être dit. A cette époque, la commune se chargea directement de pourvoir à l'administration des établissements hospitaliers, au nombre desquels furent compris l'hôpital d'Arnaud Guiraud et la Maison de force.

— Plus tard, en vertu des lois révolutionnaires, le Gouvernement s'empare des propriétés des hôpitaux et prend ainsi la Maison de force, qui, par suite de la législation nouvelle, n'avait plus d'aliment pour sa population, puisque les ordonnances et règlements en vertu desquels on pouvait mettre en correction et pénitence les filles et femmes de mauvaise vie, se trouvèrent abolis.

La nation ayant ainsi, par la spoliation des hôpitaux, la possession de fait des bâtiments de la Maison de force, on les convertit en un lieu de détention pour les femmes condamnées, et en un hôpital de vénériens pour les marins. Les choses étaient en cet état, quand la loi du 16 vendémiaire an V réintégra les Hospices dans la propriété et jouissance de leurs biens.

— L'arrêté du Directoire, du 23 brumaire suivant, ayant ordonné la réunion et confusion des revenus de tous les hospices d'une même commune pour être régis par une seule Commission administrative, ce fut dans les mains de cette Commission qu'eut lieu la restitution de la Maison de force, en même temps que la remise de l'Hôpital des aliénés et des cinq autres maisons hospitalières de Bordeaux. Cette remise fut nominativement exprimée par une lettre de l'Administration départementale de la Gironde, du 21 frimaire an V.

— La Commission réclama plus tard et obtint l'évacuation des marins qui avaient occupé une partie des bâtiments de la Maison de force.

Quant aux condamnées, comme on n'avait pas d'autre local à leur donner, l'Administration locale supérieure pria la Commission de les conserver provisoirement, malgré l'insistance avec laquelle celle-ci renouvela plusieurs fois la demande de leur donner une autre destination.

— Cependant la direction particulière des deux établissements fut organisée par des règlements dressés par la Commission.

Pour la Maison de force, on établit, sous les ordres d'un administrateur des hospices commissaire, un directeur externe, un économe, six hospitalières, un chirurgien et deux soldats de garde ;

Pour l'hospice d'Arnaud Guiraud, et toujours sous les ordres d'un administrateur-commissaire, un directeur externe, un concierge, un économe et des aides, un seul officier de santé, car on ne s'occupait pas encore de traiter ces infortunés : pourvoir à leur vie animale, les préserver en les liant ou en les séquestrant dans leurs loges, soigner leurs maladies accidentelles, voilà tout ce que la charité publique pouvait faire alors pour eux, dans ce local.

Les dépenses se faisant sur les ressources spéciales des

hospices, quelques travaux auxquels on occupait les femmes de la Maison de force ne suffisant pas, à beaucoup près, pour couvrir les frais de cette maison, la Commission demanda qu'il fût fourni aux besoins des femmes détenues sur les fonds des prisons.

Elle demandait aussi que les aliénés fussent évacués sur Cadillac, la maison de Bordeaux n'offrant pas de ressources pour les guérir.

— La Commission renouvela plusieurs fois, dans le cours de l'an VII, la demande de n'être plus chargée des deux populations. L'Administration supérieure résista toujours; elle persista à considérer la maison des aliénés comme un simple hospice ; et quant à la Maison de force, utilisée provisoirement à la détention des femmes condamnées, elle engagea la Commission à les conserver moyennant remboursement des journées.

— La loi sur l'octroi de bienfaisance de Bordeaux, du 23 prairial an VII, ayant affecté aux hospices le prélèvement sur l'octroi des sommes nécessaires à leurs besoins, mit ainsi définitivement à la charge des recettes communales les hôpitaux qui, jusque-là, n'avaient eu que des ressources précaires.

—Le 11 messidor an VIII, la Commission est en avance, pour les dépenses des condamnés, de 33,000 francs, avances faites avec les fonds généraux des hospices et en faisant souffrir leurs services divers.

— Dans un local attenant à l'Enclos se trouvait placé le Dépôt de mendicité d'alors; une compagnie (Lacombe) avait entrepris la fourniture des aliments et de l'entretien de cette population.

Elle fit, dans la même année, des démarches pour s'introduire dans l'administration de la Maison de force et pour en prendre la fourniture. Le ministre entra dans ses vues; mais la Commission des hospices, par une délibération du 16 messidor an VIII, s'opposa à ses propositions. Voici ses motifs :

La Maison de force est fondée par la ville.

Consacrée, dans l'origine, à renfermer des femmes égarées et pour le maintien des mœurs en ville, elle n'est qu'accidentellement occupée par des condamnées pour crimes.

La Commission n'a demandé à ne pas être chargée de ces dernières que pour pouvoir ramener la maison à son institution primitive et essentiellement charitable et hospitalière.

— Autre délibération, plus explicite encore, du 6 fructidor, par laquelle la Commission déclare être prête à remettre à la compagnie Lacombe la personne des condamnées, pour lesquelles cette compagnie peut passer ainsi avec le Gouvernement un marché relatif à leur entretien, en les transférant là où il serait jugé à propos. Mais, quant à la jouissance des bâtiments et du mobilier de la Maison de force, c'est une propriété des hospices que la Commission doit leur conserver.

Le préfet soutint cette opposition par une lettre au ministre de l'intérieur dans laquelle, annonçant qu'il avait sursis à toute disposition du local, il déclarait :

1° Qu'il était constant que l'établissement avait été fondé et doté sous le titre d'Hôpital;

2° Que l'affectation aux femmes condamnées n'avait été que provisoire, et à l'époque à laquelle les biens des Hospices furent réunis au domaine national ;

3° Qu'il a été rendu à la Commission des hospices, en vertu de la loi du 16 vendémiaire an V, qui avait rendu leurs biens à ces établissements;

4° Qu'il est destiné à former un hospice de convalescence très-nécessaire, déjà formé dans le local, et qu'on complétera quand d'autres bâtiments auront pu être affectés aux femmes condamnées.

— En effet, dès le mois de thermidor an VIII, on avait établi un petit hospice de convalescence à la Maison de force, pour faciliter le service de l'hôpital Saint-André, encombré de civils et de militaires. Un des motifs de cette affectation fut pris de ce que « les bâtiments et dépen-» dances de la Maison de force appartiennent aux Hospices » de Bordeaux. » Il en fut rendu compte au préfet, le 21 thermidor, et le 27 l'hospice fut mis en activité.

— D'après les observations de la Commission et le rapport du préfet, le Gouvernement ne persista plus à accueillir les offres de la compagnie Lacombe, et renonça à changer la direction de la Maison de force.

— En l'an IX, M. le Commissaire général de police à Bordeaux prétendit au droit de nommer le concierge des aliénés : c'était l'avis de M. le Préfet. La Commission réclama.

Arrêté du préfet, du 24 germinal an IX, qui, après avoir pris les ordres du Gouvernement, considéra :

Que, d'après la loi de 1790 (26 mars), les aliénés doivent être placés dans les *hôpitaux;*

Que l'hospice de Bordeaux était, par suite de cette loi, un établissement de bienfaisance soumis, comme les autres hospices, à la Commission administrative instituée par la loi du 16 vendémiaire an V, pour gérer les hôpitaux d'une même commune.

Par suite, annulation de l'arrêté par lequel le commissaire général avait nommé un concierge.

— Au mois de nivôse an X, la direction intérieure de

l'Hospice des aliénés était encore confiée au personnel créé par le premier règlement.

Délibération du 4 pluviôse, portant :

Que les aliénés, déposés anciennement aux Enfants-Trouvés, seraient évacués sur l'enclos d'Arnaud Guiraud, où on réparerait les vieilles loges du jardin ;

Que la direction intérieure de l'hospice était réunie à celle de la Maison de force, et confiée aux sœurs.

Cette délibération fut soumise au préfet, qui l'approuva (26 germinal an XI).

— Le 29 nivôse an XI, la Commission revient à la charge pour demander qu'on donne une nouvelle destination aux femmes condamnées, afin que l'établissement soit affecté à sa destination primitive.

— Thermidor an XI : D'après l'état des bâtiments des deux établissements, la Commission s'occupe de projets qui les mettraient en harmonie entre eux, et qui compléteront l'ordonnance de l'édifice de la Maison de force : dépense évaluée de 12 à 15,000 francs ; proposition au préfet.

Il répond que la dépense s'appliquant à une *propriété communale,* et devant être assignée sur les fonds de la ville, il l'a soumise à l'examen du Conseil municipal, qui a ouvert un crédit au budget de la ville, etc.

Le préfet autorise donc la Commission à faire entreprendre les travaux au compte de la ville, sous la direction du sieur Bonfin, architecte de la ville et auteur du plan adopté.

— Frimaire an XII : La Commission se transporte, visite les travaux faits dans les trois établissements réunis dans la même enceinte : *Maison de force, Hospice de convalescence, Aliénés.*

Le devis avait été excédé ; l'excédant fut porté au budget de la ville de l'an XII.

— 27 prairial an XII : Le nombre des aliénés augmentant, le préfet demande à la Commission s'il est possible de construire de nouvelles loges.

La Commission y accède, avec d'autant plus d'empressement, que cette amélioration permettra enfin de soumettre les aliénés à un traitement médical.

Elle propose, en conséquence, de demander une allocation suffisante à la ville.

— 2 messidor : Le préfet adopte et demande des devis pour les soumettre au *Conseil municipal.*

Devis envoyé : 21,196 fr. 15 c.

— Le 1er thermidor, le préfet autorise : la dépense sera payée par la Commission des hospices sur les allocations de l'octroi; mais, pour ne pas retarder l'exécution, la ville fournira d'abord une somme de 18,000 fr.

— Le 16 thermidor, nouvelle somme de 3,000 fr. à fournir par la Commission, consacrée à dix loges de plus.

— 18 vendémiaire an XIII : Proposition d'un mur de clôture, approuvé par le préfet le 24, aux frais de la Commission, soit de la ville.

— 21 ventôse : La Commission propose de nouvelles loges pour remplacer les anciennes constructions d'Arnaud Guiraud.

Plan et devis, montant à 34,576 fr.

— 24 floréal : Le préfet approuve le principe et propose quelques changements aux plans.

Le plan rectifié est approuvé le 27 dudit ; le devis monte à 42,380 fr.

— Le préfet approuve encore, le 20 fructidor, des plan et devis supplémentaires pour une somme de 16,475 fr.

— L'ensemble de ces diverses constructions, exécutées en l'an XII et l'an XIII, s'éleva à 84,000 fr.; elles furent récapitulées dans une délibération du 8 février 1806, laquelle constate qu'elles ont été autorisées par la Commission, *conjointement avec le Conseil municipal, qui a fourni les fonds nécessaires,* et que le sieur Bonfin, architecte de la ville, les avait dirigées, à raison de quoi les honoraires de ce dernier sont réglés et payés par la caisse des hospices.

— 26 avril 1808 : Proposition par la Commission pour les nouvelles loges ordonnées par le décret impérial de 1808, et dont le devis s'élève à 39,431 fr. 36 c.

— 20 juillet de la même année : Le préfet annonce que, par suite du même décret impérial et des devis approuvés par le ministre, le département doit acquérir les échoppes et jardin de l'enclos d'Arnaud Guiraud, etc., le *tout appartenant aux Hospices,* et invite à nommer un expert pour l'appréciation; le sieur Benouville nommé (1).

— 27 août suivant : Le préfet annonce que le ministre indique quelques modifications au plan des loges proposées.

— Séance du 20 octobre 1808 : Le préfet envoie, arrêtée par lui, l'évaluation à 20,000 fr. de l'emplacement acquis par le département pour le Dépôt de mendicité; prix qui doit être versé au Mont-de-Piété, comme provenant de ventes d'immeubles des Hospices.

— 1er mai 1809 : Adjudication pour les nouvelles loges, 32,600 fr.

(1) Il s'agissait du Dépôt impérial de mendicité.

★ La dépense, y compris le mobilier, a épuisé les 40,000 fr. payés par la ville, aux termes du décret du 25 avril.

— 16 avril 1809 : Les condamnées de la Maison de force étant transférées dans la maison d'Eysses, le préfet annonce à la Commission qu'il a consulté le Conseil municipal sur l'emploi auquel on pourra destiner la Maison de force. Cependant, l'augmentation progressive de la population des aliénés obligea successivement à disposer, pour placer les individus les plus tranquilles et pour loger les infirmières, des dortoirs des femmes condamnées.

L'évacuation de celles-ci laissant peser, au surplus, sur les deux Hospices des aliénés et de convalescence des frais de gestion, etc., qui étaient supportés en partie par la comptabilité relative à l'entretien des femmes de la Maison de force, le préfet avait demandé un budget supplémentaire pour cette augmentation de la dépense hospitalière, afin *qu'il l'annexât au budget municipal.*

— En décembre 1813, suppression de l'Hospice de convalescence, affectation de ses salles au service des aliénés qui devenait de plus en plus étendu. A la fin de 1809, leur nombre était de soixante et un, et il s'était élevé, jusqu'à décembre 1813, à quatre-vingt-onze.

★ — En 1823, une ordonnance du Roi supprima le Dépôt de mendicité et autorisa le préfet à céder à l'Administration des hospices, et celle-ci à accepter, deux bâtiments et deux cours faisant partie de cette maison.

— Cession authentique, 30 juillet 1824, par M. le baron d'Haussez, *gratuitement,* et néanmoins à condition qu'on établira des loges.

★ Avant cette consécration, par un acte public des déterminations légales qui l'avaient précédé, la Commission avait été autorisée à rétrocéder à Mgr l'Archevêque, pour son Petit Séminaire, une des cours ainsi données à la maison des aliénés, et, en attendant que cette vente pût être régularisée et que le prix en fût rentré, elle prit, sur les propres ressources des hospices et sur les économies qu'à cette époque le prix des subsistances put permettre, les moyens de faire exécuter vingt-deux nouvelles loges qui servirent à former, avec leurs accessoires et dépendances, un quartier pour des femmes pensionnaires. Cette amélioration eut lieu dans la belle saison de 1823.

— L'année suivante, la Commission se rendit de nouveau compte de toutes les ressources disponibles ; elle reconnut (délibération du 24 juillet) que :

5,972f	restaient libres sur les anciennes ressources affectées aux nouveaux quartiers des femmes payantes.
9,000	portés au budget par liquidation de dettes éventuelles, pouvaient être disponibles.
4,300	pouvaient être avancés provisoirement par le crédit des vins.
19,262f	ensemble, qu'on pourrait appliquer à compléter l'hospice, en faisant un quartier des femmes

indigentes, dans la cour restant à l'hospice, des deux données par le Dépôt de mendicité.

Approbation du préfet, le 31 juillet.

— Enfin, en 1835, dans sa session constitutionnelle, le Conseil général fut affligé de ce que l'hospice de Bordeaux était souvent encombré au point de ne pouvoir admettre immédiatement des aliénés arrêtés par l'autorité publique ou dont l'interdiction se poursuivait. Pour faire cesser cet inconvénient, qui donnait souvent lieu au dépôt provisoire de ces infortunés dans les prisons, le Conseil eut la pensée de demander à la Commission de faire construire dans l'hospice, aux frais du département, quelques loges dont le préfet pourrait disposer dans les occasions d'urgence. La Commission se prêta avec empressement à seconder ces vues. Son président se transporta à l'hospice, au mois de février 1836, avec M. le Préfet et avec les deux architectes (celui du département et celui de l'hospice). Il désigna le local que la Commission consentait à consacrer à cet utile emploi, et huit loges furent, en conséquence, construites au printemps et, plus tard, garnies de leur petit mobilier.

La Préfecture en a payé la dépense.

— Dans toute la longue période qui a été explorée, on trouve que c'est toujours par la ville que sont venues les ressources qui ont alimenté et entretenu la population et l'établissement; quand le département a dû y placer momentanément des aliénés, il a fait payer leurs dépenses, à tant par journée, suivant le prix réglé entre MM. les Préfets et la Commission.

Nota. Nous avons marqué d'un *astérisque* (★) les passages de ce mémoire qui sont le plus opposés au résultat de nos recherches.

TROISIÈME PARTIE

APERÇU DE LA QUESTION ADMINISTRATIVE

C'est au commencement de 1841, pendant que s'opérait la transition difficile de l'Hospice des aliénés en Asile public, que la Commission administrative rédigea, d'après la demande du Maire de Bordeaux, cet important mémoire sur l'origine et les développements successifs de l'Hospice des aliénés, tout plein d'affirmations dont la conséquence ne pouvait être infirmée sans remonter à leur source.

Il fut transmis par le Préfet de la Gironde au Ministre de l'intérieur, et, dans l'absence de documents contradictoires, servit de base à la dépêche ministérielle du 24 avril 1841, si souvent invoquée depuis par la municipalité.

Cette dépêche concluait ainsi : « Les renseignements fournis par la Commission administrative me paraissent devoir faire considérer l'Asile des aliénés comme communal, appartenant aux Hospices ou à la ville de Bordeaux. »

Que pouvait répondre le Ministre, dans la situation étroite où les circonstances le plaçaient? D'un côté, la loi de 1838 ordonnait de substituer l'Administration publique à l'Administration communale dans les hospices d'aliénés existants; d'autre part, la ville ne voulait pas céder son hospice à l'Administration publique, qui le réclamait, la loi à la main; elle appuyait sa résistance d'une foule d'assertions remontant à plusieurs siècles, impossibles à contrôler, qui semblaient d'ailleurs parfaitement établir son droit.

Jamais loi salutaire n'a trouvé, en fait, plus d'opposition. Il fallut, au Ministère auquel incombait le périlleux honneur de l'appliquer, une patience à l'épreuve de toute lassitude. Elle était universellement saluée comme un bienfait, mais elle devait avoir aussi pour premier effet, dès qu'elle serait mise en action, d'absorber, pour ainsi dire, certaines institutions charitables fondées et soutenues par les personnes les mieux intentionnées. La loi du 30 juin 1838, envisagée sous ce point de vue, fut une véritable loi de sacrifice.

Après cession, sous toutes réserves, de son hospice d'aliénés, la ville de Bordeaux ayant avancé et maintenu, entre autres prétentions, celle de percevoir de l'Asile un loyer de 25 c. par journée d'aliéné, le Ministère rejeta, comme plus tard le Conseil d'État, cette prétention.

La dépêche ministérielle du 14 août 1845, relative à cette demande, ajoute : que l'Asile est aujourd'hui, comme antérieurement, consacré au traitement des aliénés; que la loi de 1838 n'a aucunement modifié la nature de cet établissement charitable : son mode d'administration seul est changé. Or, il n'appartient à personne qu'à lui-même, attendu qu'il existait avant la loi du 23 messidor an II, dont l'effet a été une confiscation au profit de la propriété nationale. La loi du 16 vendémiaire an V, en rendant les établissements de bienfaisance à leur ancienne destination, ne les a ni restitués à leurs anciens propriétaires, ni attribués en propriété aux communes. Ces établissements sont demeurés biens domaniaux. En un mot, l'Asile de Bordeaux est un établissement *sui generis,* s'appartenant à lui-même.

La thèse soutenue dans la dépêche ministérielle reproduit exactement l'opinion de Durieu sur l'effet des lois de l'an II et de l'an V, combiné avec celui de la loi du 30 juin 1838. Elle suffirait à trancher la question, si elle était acceptée sans contestation. Mais ce n'est pas là le cas. Heureusement, la connaissance de l'origine des établissements qui composent l'Asile prouve que ces établissements n'étaient pas, en grande partie, propriété de la ville, mais bien le produit de dons royaux spécialement destinés au soulagement des pauvres, quels qu'ils fussent, longtemps avant la Révolution, et n'ont par conséquent, en ce qui les concerne, aucunement besoin de bénéficier de la loi de messidor an II.

Nous pouvons donc accepter la conclusion de la dépêche du 14 août 1845, qui propose de remonter aux lois révolutionnaires, dont l'effet ne peut se retourner contre nous.

Mais la revendication du loyer et d'autres indemnités étant de nouveau présentée par la ville, qui s'appuyait toujours des concessions contenues dans la première dépêche ministérielle du 24 avril 1841, basée elle-même sur le mémoire précité de la Commission administrative ; et la conclusion de la dépêche du 14 août 1845, basée sur l'interprétation de la loi de messidor an II, ayant été combattue par le Conseil municipal, — le Ministère émit un troisième avis sur la propriété de l'Asile et la nature de cet établissement.

Ces variations, d'ailleurs, sont plus apparentes que réelles. Elles dépendent du point où l'on se place pour envisager la question. Au fond, le but, l'opinion du ministère n'ont pas changé. Que cherche-t-il? Un Asile public d'aliénés, que réclame la loi nouvelle. Quant à la propriété, c'est une question secondaire, sujette à toute discussion, réservée volontiers, pourvu que l'œuvre des Aliénés subsiste : mais la ville persiste à demander une indemnité qui l'empêcherait d'exister.

Le 1er août 1850, le Ministre de l'intérieur fit valoir, à cette occasion, des arguments d'une haute portée dans l'état où se trouvait la question. Il montra que la loi sur les aliénés était une loi de progrès qui exonérait les communes et les hospices des charges d'un pesant service de bienfaisance, en même temps qu'elle disposait des ressources de ces hospices. Il concluait, du reste, au retour des bâtiments de l'Asile à la commune ou aux Hospices, si par une éventualité quelconque, l'affectation spéciale de cet établissement à ce service départemental, devenu obligatoire par la loi de 1838, venait à cesser.

— On a vu, par nos conclusions sur l'origine des parties constituantes de l'Asile actuel, que nous sommes en conformité avec les appréciations ministérielles du 14 août 1845 et du 1er août 1850, en ce qui concerne la nature indépendante de l'Asile et la rétrocession éventuelle des annexions qui le composent à leurs propriétaires respectifs.

Mais le débat circonscrit dans l'effet des lois de l'an II, de l'an V, de 1838, ne peut suffire à fixer les interprétations contradictoires qui ont pour défenseurs les voix les plus autorisées. La question d'origine, qui n'avait pas encore été traitée, éclairera peut-être enfin les droits des parties en présence. C'est, du moins, le but de ce travail.

FIN

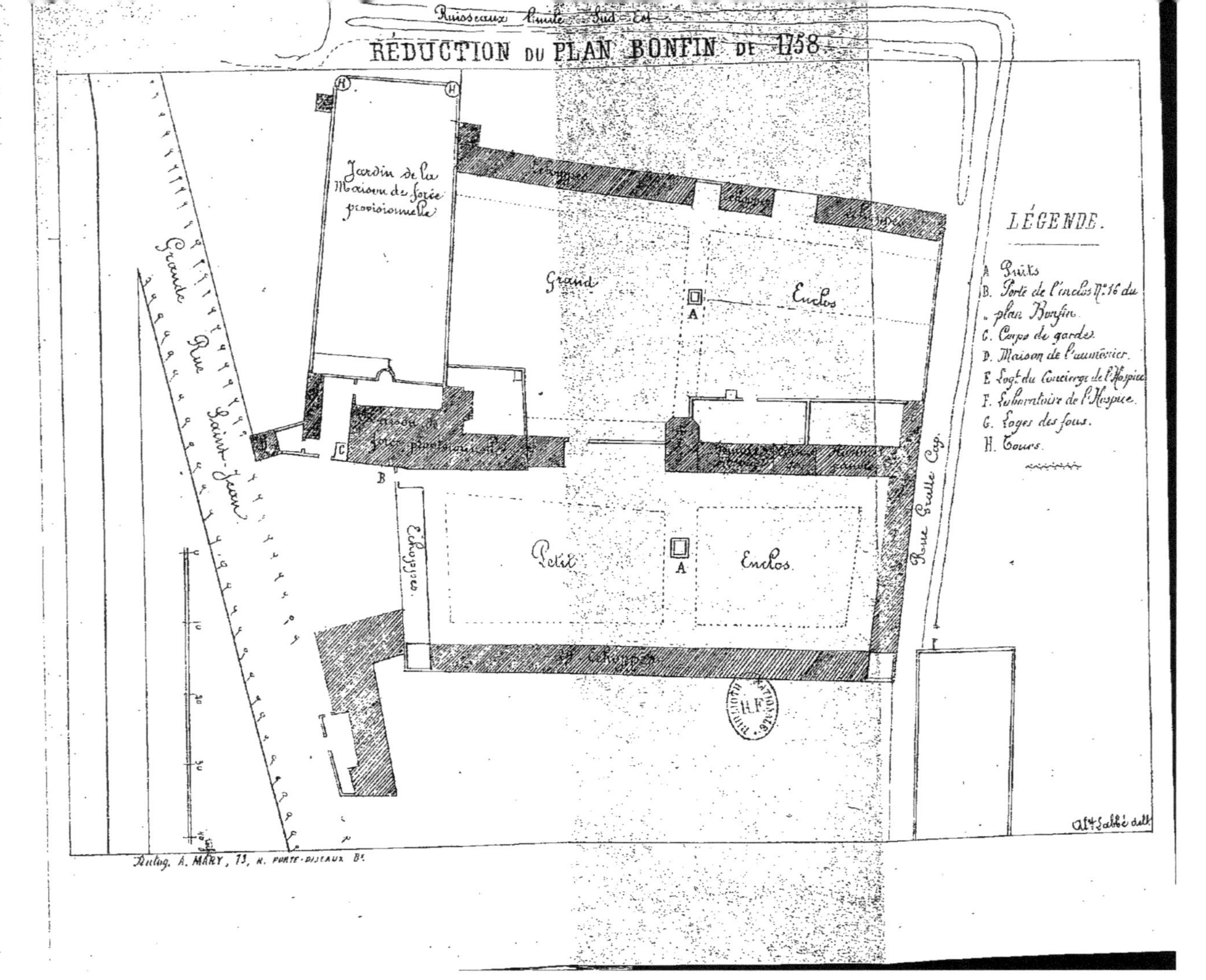

Ruisseaux limite Sud-Est
RÉDUCTION DU PLAN BONFIN DE 1758
Jardin de la Maison de force provisionnelle
Grand Enclos
Petit Enclos
Échoppes
Maison de force provisionnelle
Grande Rue Saint-Jean
Rue Gratte Cap
A
B
C
H
LÉGENDE.
A Puits
B. Porte de l'enclos N° 16 du plan Bonfin.
C. Corps de garde.
D. Maison de l'aumônier.
E. Log.t du Concierge de l'Hospice
F. Laboratoire de l'Hospice.
G. Loges des fous.
H. Tours.
Alf. Labbé del.
Lithog. A. MARY, 13, R. PORTE-DIJEAUX B.x

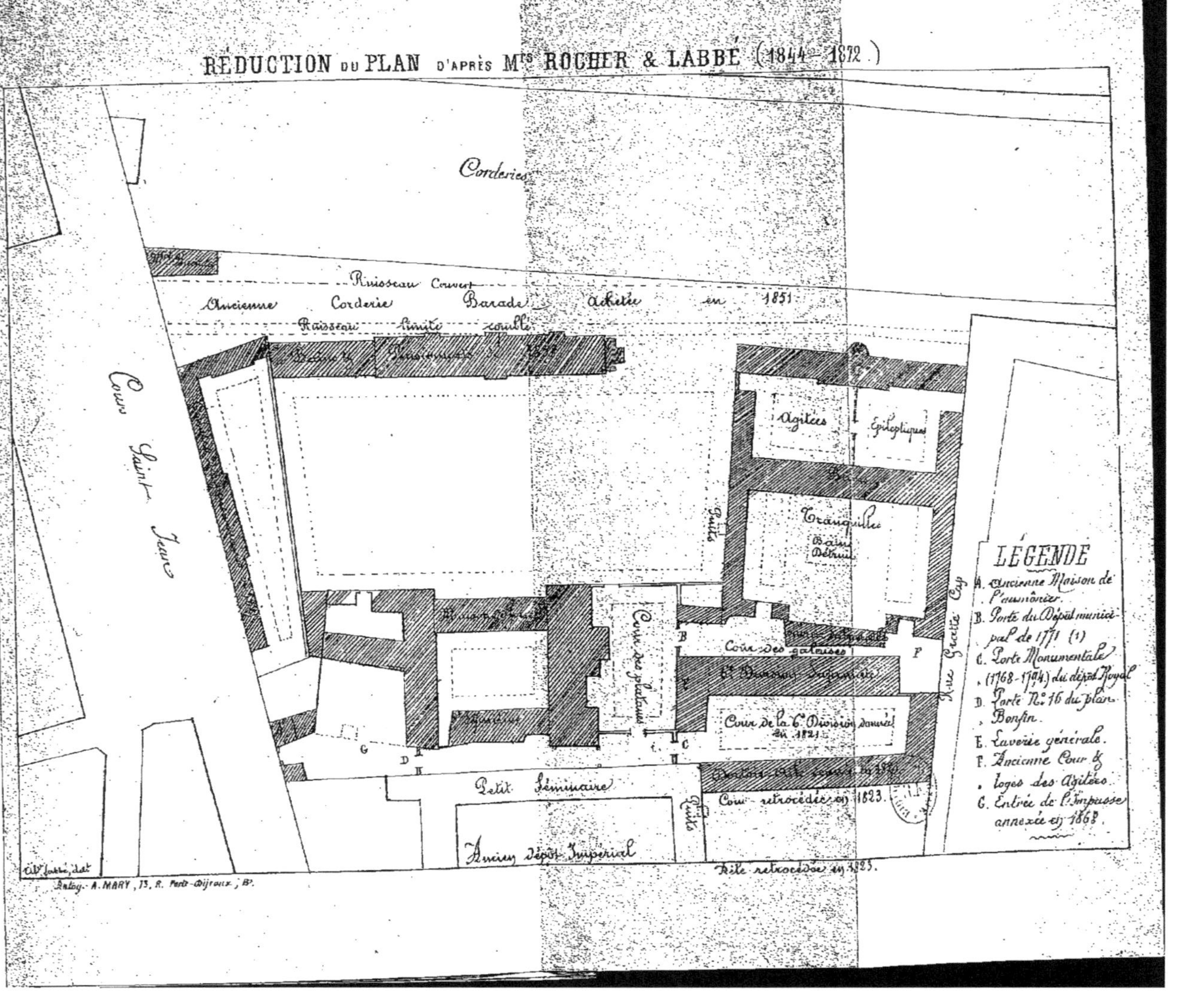
RÉDUCTION DU PLAN D'APRÈS Mrs ROCHER & LABBÉ (1844-1872)
Corderies
Ruisseau Couvert
Ancienne Corderie Barade achetée en 1851
Ruisseau limité coulle
Cours Saint Jean
Agitées
Epileptiques
Tranquilles
Puits
Cour des galeuses
Cour des Statues
Cour de la 6e Division 1821
Cour retrocédée en 1823
Petit Séminaire
Ancien dépôt Impérial
Ile retrocédée en 1823
Rue Gratte Cap
LÉGENDE
A. Ancienne Maison de l'aumônier.
B. Porte du Dépôt municipal de 1771 (1)
C. Porte Monumentale (1768-1794) du dépôt Royal
D. Porte N° 16 du plan Bonfin.
E. Laverie générale.
F. Ancienne Cour & loges des Agitées.
G. Entrée de l'Impasse annexée en 1868.
Lithog. A. MARY, 13, R. Porte-Dijeaux, Bx.

TABLE

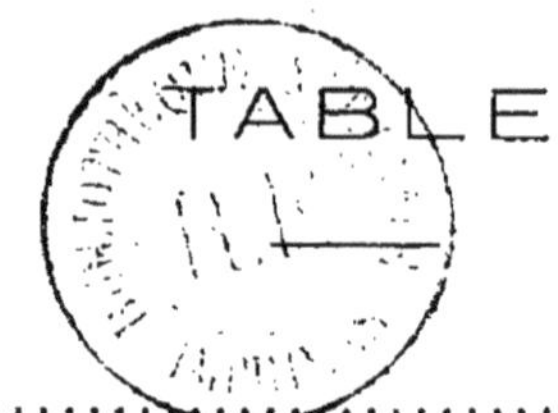

www.ingramcontent.com/pod-product-compliance
Ingram Content Group UK Ltd.
Pitfield, Milton Keynes, MK11 3LW, UK
UKHW012026240726
13965UKWH00002B/603